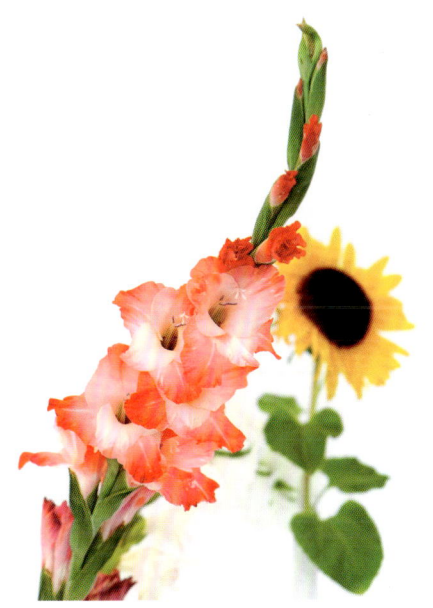

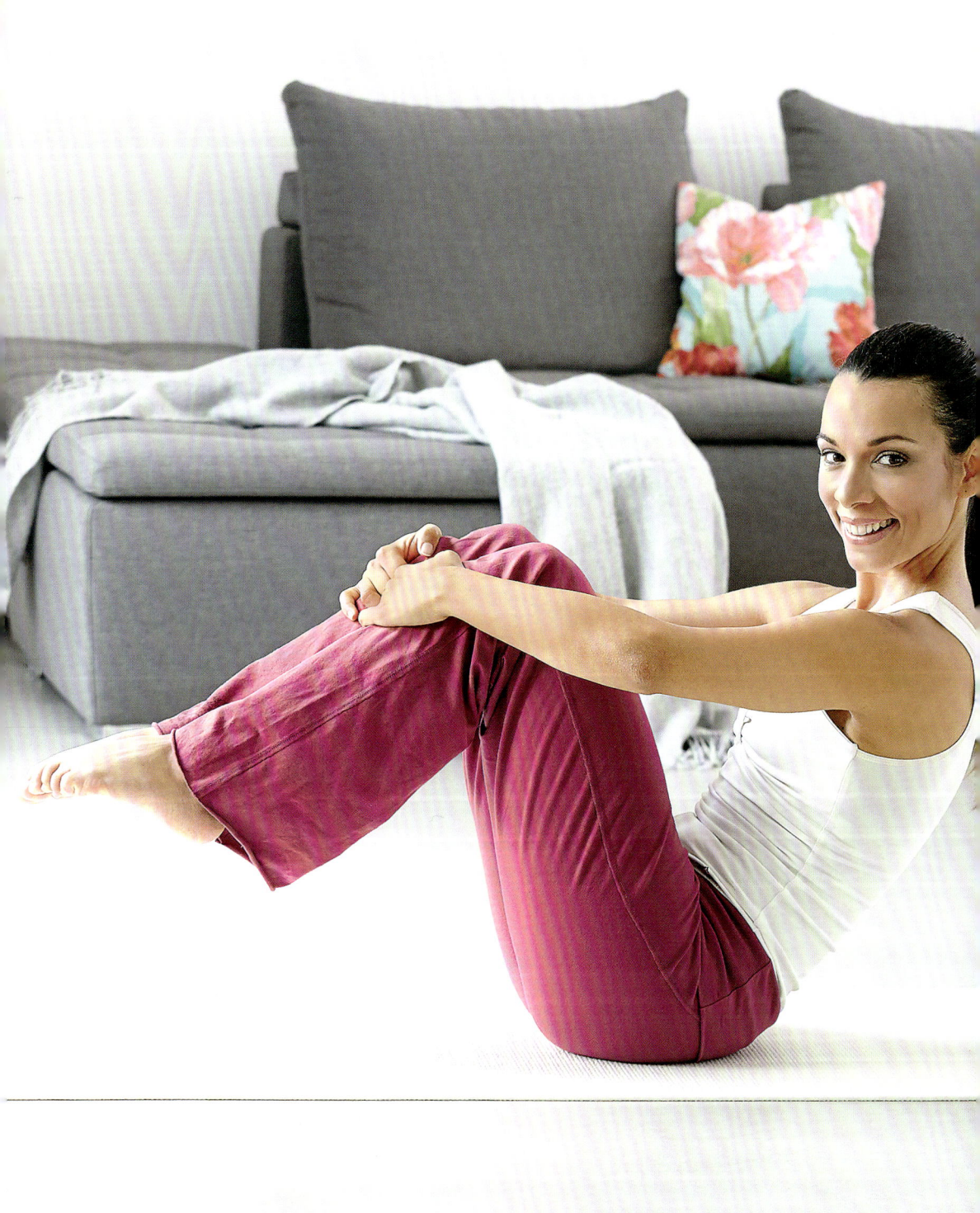

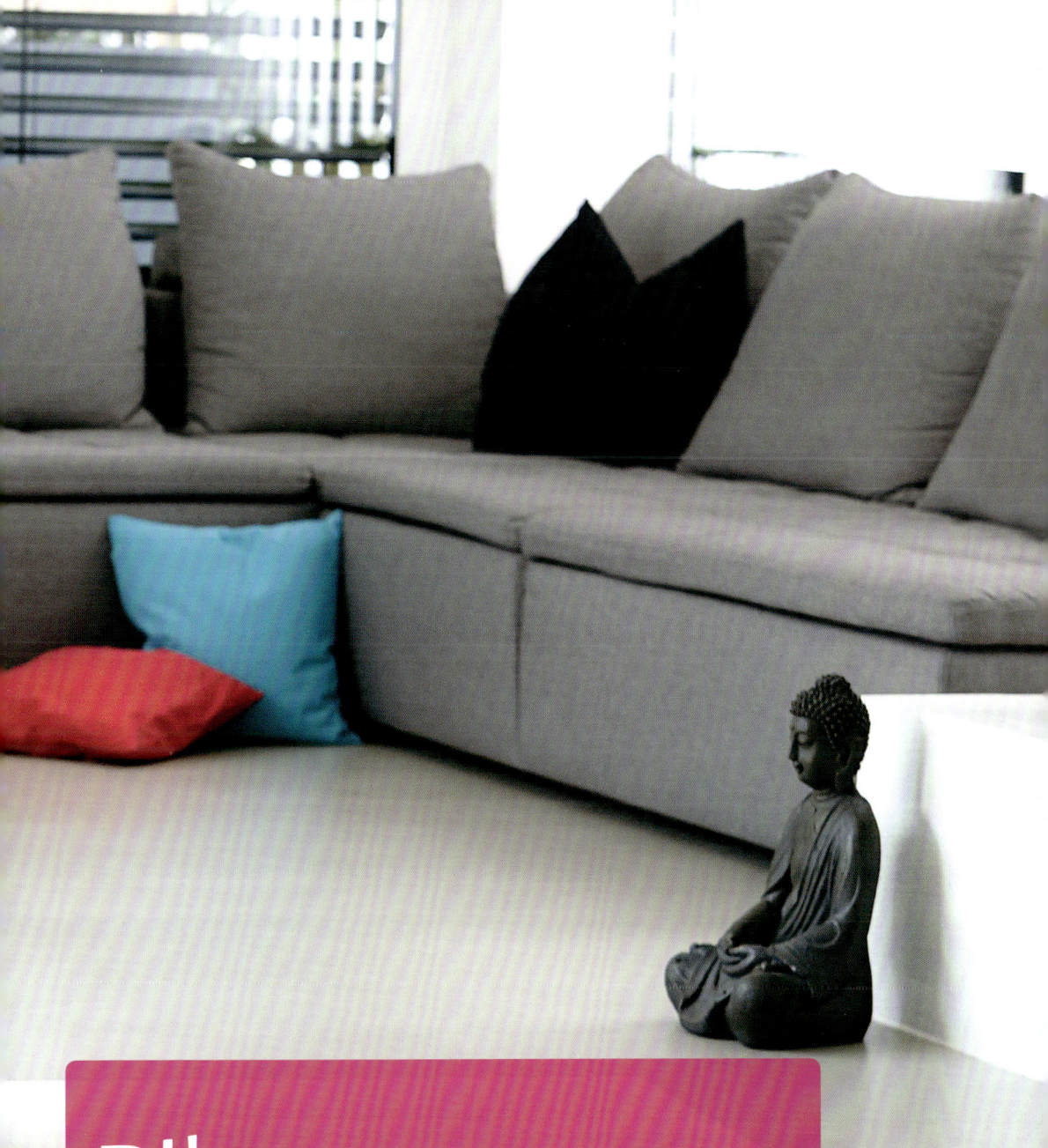

Pilates

Übungsprogramme für
mehr Kraft und Balance

AMIENA ZYLLA

blv

Was Sie in diesem Buch finden

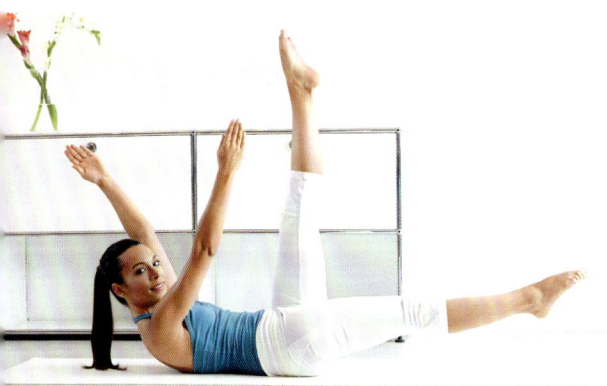
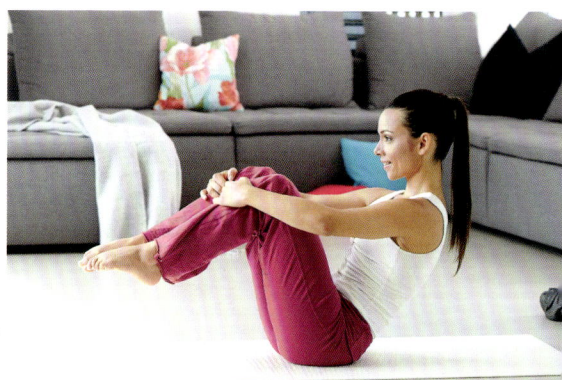

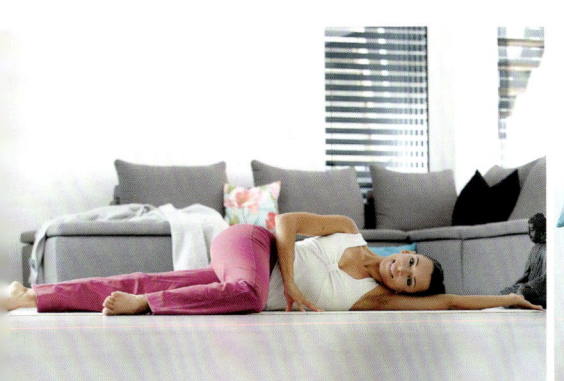
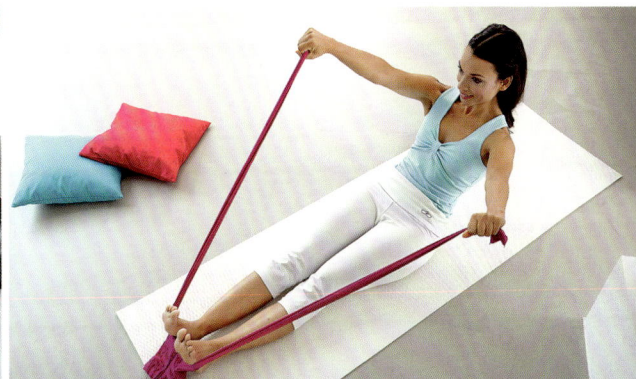

Einleitung

Was ist Pilates? • Woher kommt Pilates? • Warum Pilates? •
Wann Pilates? • Womit Pilates? • Prinzipien? Was für Prinzipien?

Hier lernen Sie alles, was Sie vor der ersten Übung wissen
sollten. Keine Sorge, allzu schwierig wird es nicht, ich möchte
Sie nicht lange aufhalten!

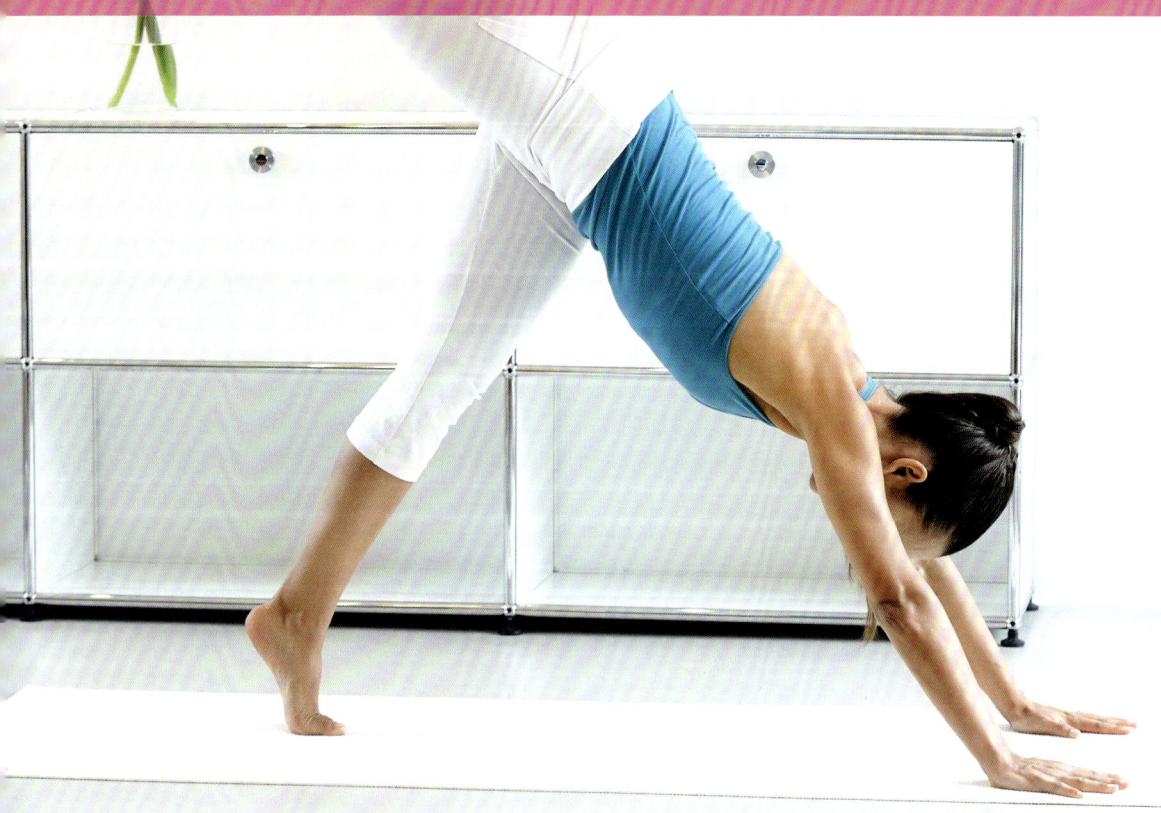

Wer oder was ist Pilates?

Pilates, das ist doch das, was Madonna immer macht, oder? Nein, das ist Musik. Na gut, das war nicht komisch. Komisch ist aber durchaus, dass alle Welt von Pilates spricht – und Sie? Sie offenbar auch, denn nun halten Sie dieses Buch in der Hand. Vielleicht fragen Sie sich schon länger, was es mit Pilates auf sich hat. Pilates sind nicht etwa Muskelgruppen, Pilates ist ein Nachname.

Joseph Pilates war ein deutscher Boxer und Zirkusartist. Sie wollen nicht boxen? Müssen Sie auch nicht. Joseph Pilates wurde 1880 geboren und war als Kind recht kränklich. Deshalb fing er an, sich für Anatomie zu interessieren, beobachtete die Bewegungen der Tiere und beschäftigte sich mit verschiedenen Sportarten. Da sein Vater selbst ein erfolgreicher Turner war, hatte Joseph sicher eine gute Grundlage. Insbesondere die fernöstlichen Trainingsmethoden faszinierten ihn – die Konzentration, die Kontrolle des Geistes und die Rolle des Atems.

1912 wanderte Pilates zunächst nach England aus, wo er u. a. als Trainer für Selbstverteidigung bei Scotland Yard arbeitete. Als er zu Beginn des 1. Weltkriegs interniert wurde, nutzte er die Zeit, auf Basis dieser Grundpfeiler – Konzentration, Kontrolle, Atem – eine eigene Trainingstechnik zu entwickeln, die vor allem auf präzisen und kontrollierten Bewegungen beruhte. Diese Trainingstechnik nannte er *Contrology*. Nach dem Krieg kehrte Pilates nach Deutschland zurück, wanderte aber 1926 erneut aus – diesmal nach Amerika. Auf der Überfahrt lernte er seine zukünftige Frau kennen, eine Krankenschwester. Gemeinsam mit ihr feilte er an seinem Training und eröffnete ein Studio am Broadway. Er unterrichtete die Übungen bis zu seinem Tod im Jahr 1967.

Wie geht Pilates?

Das Tolle bei Pilates ist, dass die Übungen ebenso einfach wie effektiv sind. Der benötigte Platz überschreitet in der Regel nicht eine einfache Turnmatte, man stört die Nachbarn nicht mit lautem Gehopse und am Ende fühlt man sich geradezu energiegeladen. Wie kann das sein? Pilates ist eine Art »Präzisionsgymnastik«, die durch langsame, aber effektive Übungen zu geschmeidigen Muskeln, besserer Fitness und einer aufrechteren Haltung führt. Dreh- und Angelpunkt ist dabei das sogenannte »Powerhouse«, das ich auf Seite 9 erläutern werde.

Wie immer kommt es auf regelmäßiges Training an – aber Sie werden sehen, dass es Ihnen nicht schwerfallen wird, sich jeden Tag ein paar Minuten freizuschaufeln. Sie werden es freiwillig tun! Es ist egal, zu welcher Tageszeit Sie Pilates machen, aber sorgen Sie dafür, dass Sie möglichst nicht gestört werden.

Durch regelmäßiges Training
- stärken wir die tief liegenden stabilisierenden Muskeln und straffen die oberflächlichen
- werden wir flexibler und beweglicher

- verbessern wir unsere Atmung
- beseitigen wir Verspannungen
- lernen wir, uns leichter zu entspannen
- steigern wir unser Körperbewusstsein
- halten wir uns besser
- verbessern wir unsere Figur und sind dementsprechend zufriedener.

Das sind viele Versprechungen auf einmal. Probieren Sie es einfach aus! Machen Sie sich zunächst mit den Grundbegriffen vertraut.

Die Pilates-Prinzipien

Es gibt sechs Pilates-Prinzipien. Sie bilden die Grundpfeiler für alle Pilates-Übungen, die grundsätzlich langsam und konzentriert ausgeführt werden. Deshalb ist auch die oben bereits erwähnte Ruhe so wichtig. Bei Pilates schalten wir von Multi-Tasking auf Mono-Tasking: eine Sache zur gleichen Zeit. »Stimmt gar nicht!«, höre ich Stimmen, – »ich muss ja atmen UND den Arm heben UND dabei die Schultern nach unten ziehen!« Ja, das stimmt. Aber das ist alles Teil eines großen Ganzen. Und seien Sie mal ehrlich: Wie oft am Tag bewegen Sie denn nur Ihren Arm und Ihre Schulter und tun dabei nichts als atmen? NICHTS sonst? Sehen Sie. Das ist Pilates.

1. Atmung
Wir atmen tief durch die Nase ein und vollständig durch den Mund wieder aus. Dabei atmen wir so stark, als ob wir eine Fensterscheibe anhauchen wollten. Auf diese Weise wird dem Körper viel energiebringender Sauerstoff zugeführt. Die richtige Atemtechnik

beim Training sorgt für eine tief gehende Aktivierung der Muskeln. Dadurch wiederum lassen sich die Bewegungen präziser und leichter ausführen.

2. Zentrierung
Die Bewegungen basieren auf dem »Powerhouse«. Dies ist unsere Körpermitte, die aus den queren Bauchmuskeln und den Beckenbodenmuskeln besteht. Spannen wir sie an, aktivieren wir das Powerhouse. Wie das genau funktioniert, erfahren Sie auf der nächsten Seite.

3. Bewegungsfluss
Pilates arbeitet mit fließenden Bewegungen, die den Übungen eine eigene Dynamik verleihen. Der Bewegungsfluss wird mit der gleichmäßigen Atmung unterstützt.

4. Präzision
Je präziser eine Übung ausgeführt wird, desto effektiver ist sie. Lassen Sie kein Detail aus. Wenn Sie es eilig haben, machen Sie eben eine Übung weniger, die aber dafür richtig. Die Summe der Einzelteile macht das Ganze aus. Qualität geht vor Quantität!

5. Konzentration
Konzentrieren Sie sich auf die Übungen und versuchen Sie, an nichts anderes zu denken. Dies hilft bei der Durchführung, aber auch bei der Entspannung.

6. Kontrolle
Geist und Körper unterliegen Ihrer Kontrolle. Überprüfen Sie bewusst jede Bewegung. So vermeiden Sie unnötige oder ausweichende Bewegungen.

Das Pilates-Powerhouse

Was ist denn das nun, dieses ominöse Powerhouse? Klingt ein bisschen nach Trainingshalle fur Boxer, oder? Eigentlich liegen Sie damit gar nicht so falsch, denn es handelt sich um Ihren körpereigenen Kraftraum. Ja, es ist immer wieder erstaunlich, was man alles findet, wenn man sich mal genauer mit dem eigenen Körper beschäftigt. Das Powerhouse wird auch »Kraftgürtel« genannt, woran man schon ganz gut erkennt, wo es sich befindet.

Probieren Sie es einmal aus. Spannen Sie Ihren Beckenboden an. Wen? Stellen Sie sich vor, Sie sitzen auf der Toilette und (Achtung, jetzt wird es delikat!) machen Pipi. Aus irgendwelchen Gründen (denken Sie sich etwas aus) müssen Sie nun abrupt aufstehen, obwohl Sie noch gar nicht fertig sind. Das, was Sie dann anspannen, um nicht »überzulaufen« – das ist der Beckenboden. Und, geht's? Gefunden? Wenn ja, spannen Sie den Beckenboden in mehreren Stufen immer fester an, als ob Sie ihn immer weiter nach oben zögen.

Wir legen los. Beim Ausatmen spannen Sie den Beckenboden an. Stellen Sie sich vor, dass er mit dem Aufzug nach oben fährt. Im Sitzen werden Sie spüren, wie die Sitzknochen sich zusammenziehen. Gleichzeitig spannen Sie den queren Bauchmuskel an, indem Sie den Bauchnabel nach innen ziehen.

Powerhouse für AnfängerInnen

Um das Powerhouse richtig zu trainieren und trotzdem mit den Übungen beginnen zu können, ist die Atmung für AnfängerInnen etwas anders als die für Fortgeschrittene.

1 Legen Sie sich bequem auf den Rücken. Die Beine sind hüftbreit aufgestellt – das bedeutet, dass eine Faustlänge zwischen Ihre Füße und Ihre Knie passt. Legen Sie die Hände neben den Körper oder auf die Bauchdecke

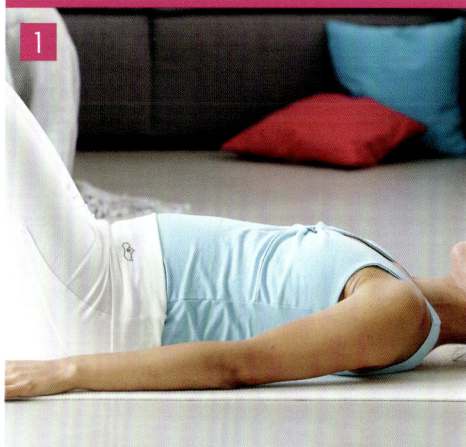

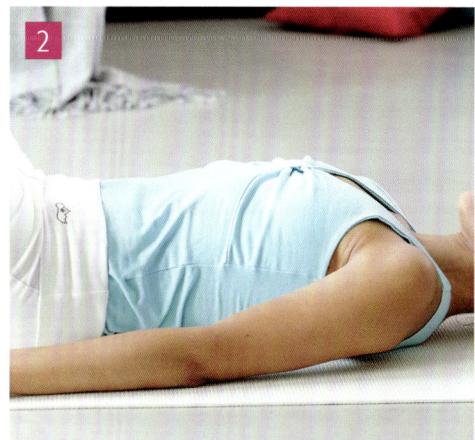

unterhalb des Bauchnabels und spüren Sie, wie der Bauch sich bewegt. Atmen Sie durch die Nase ein und spüren Sie, wie der Bauch sich wie ein Luftballon wölbt.

2 Atmen Sie durch den geöffneten Mund wieder aus. Lassen Sie den Unterkiefer locker. Es gilt: Je mehr Sie das Gefühl haben, richtig doof zu gucken, desto entspannter ist Ihre Nackenmuskulatur. Denn Kiefergelenk und Nackenmuskeln sind enge Verbündete. Ziehen Sie den Bauchnabel beim Ausatmen nach innen zur Wirbelsäule und spannen Sie den Beckenboden an. Beim Einatmen lassen Sie wieder locker.

Powerhouse für Fortgeschrittene

3 Setzen Sie sich bequem und aufrecht hin und legen Sie die Hände seitlich an den Brustkorb auf die Rippenbögen. Aktivieren Sie das Powerhouse, indem Sie den Beckenboden

anspannen und den Bauchnabel nach innen ziehen. Beim Einatmen spüren Sie, wie der Brustkorb sich wie eine Ziehharmonika nach außen weitet. Achten Sie darauf, nicht die Schultern hochzuziehen! Die Schultern bleiben entspannt.

4 Beim Ausatmen ziehen sich die Rippen wieder zusammen, als ob sie sich schließen. Sie scheinen trichterförmig nach unten in Richtung Becken zu fließen.

Schulterhaltung

Immer wieder werden Sie im Zusammenhang mit Pilates hören, Sie sollen Ihre Schulterblätter in die Hosentaschen stecken.

5 Zum Auszuprobieren setzen Sie sich aufrecht in den Schneidersitz. Ziehen Sie die Schultern fest nach oben und spüren Sie, wie unangenehm das ist.

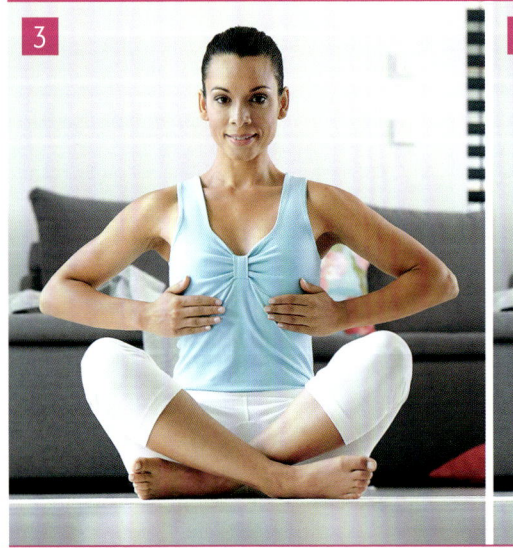

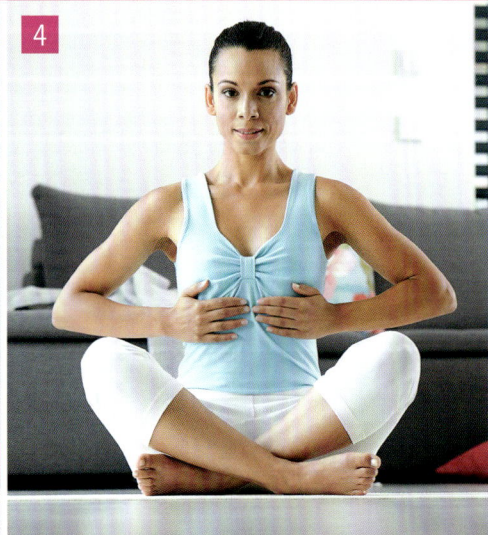

6 Entspannen Sie die Schultern wieder und lassen Sie sie jetzt nach unten gleiten – in Richtung Ihrer hinteren Hosentaschen. Sie spüren, wie der Nacken länger wird. Behalten Sie dieses Gefühl im Hinterkopf – also quasi da, wo es stattfindet. Denken Sie bei den Übungen immer wieder daran, dass der Abstand von den Schultern zu den Ohren möglichst groß sein soll.

Neutrale Position und Imprint-Position

Schauen Sie sich die Grafik an. Hier erkennen Sie sehr schön die natürliche Biegung der Wirbelsäule. Die neutrale und die Imprint-Position unterscheiden sich durch die Stellung der Lendenwirbelsäule, die sich im unteren Teil des Rückens befindet, sozusagen hinter dem Bauchnabel.

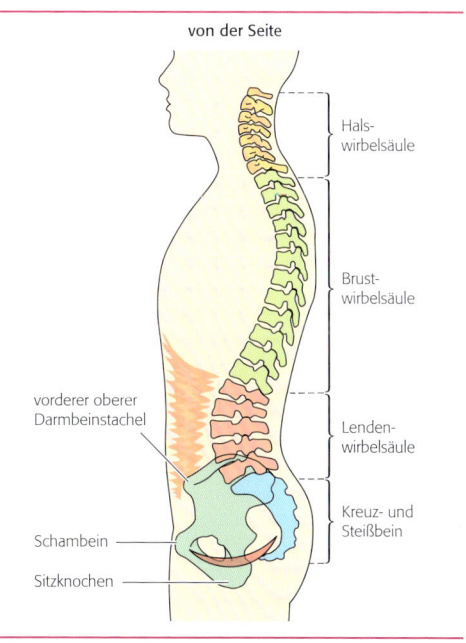

von der Seite

Halswirbelsäule

Brustwirbelsäule

vorderer oberer Darmbeinstachel

Lendenwirbelsäule

Kreuz- und Steißbein

Schambein

Sitzknochen

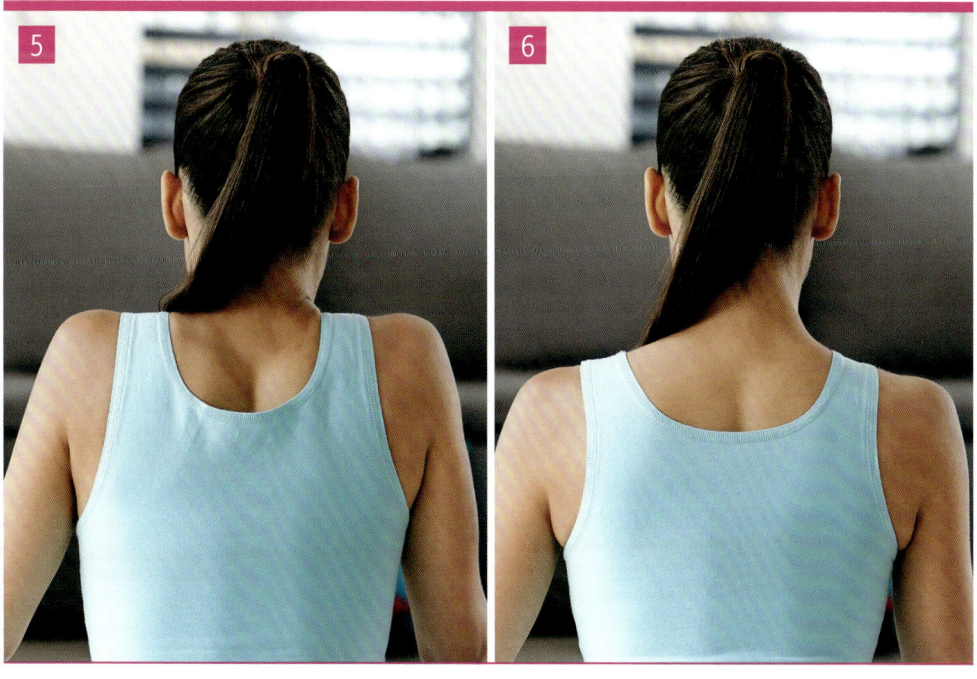

1 Legen Sie sich auf den Rücken und stellen Sie die Beine hüftbreit auf, sodass jeweils eine Faustlänge zwischen Ihre Füße und Knie passt. Legen Sie die Hände an den Hinterkopf. Die Ellenbogen sind so weit angehoben, dass Sie sie aus dem Augenwinkel sehen können. Ihre Schulterblätter liegen auf der Matte auf. Durch die natürliche S-Krümmung der Wirbelsäule liegen nun alle 12 Brustwirbel, das Kreuzbein und das Becken am Boden, während die Halswirbelsäule und die Lendenwirbelsäule die Matte nicht berühren. Zwischen Ihrer Lendenwirbelsäule und dem Boden ist jedoch nicht viel Platz, nur gerade so viel, dass eine Praline Platz finden würde. Wenn Platz für einen Muffin ist, liegen Sie im Hohlkreuz!

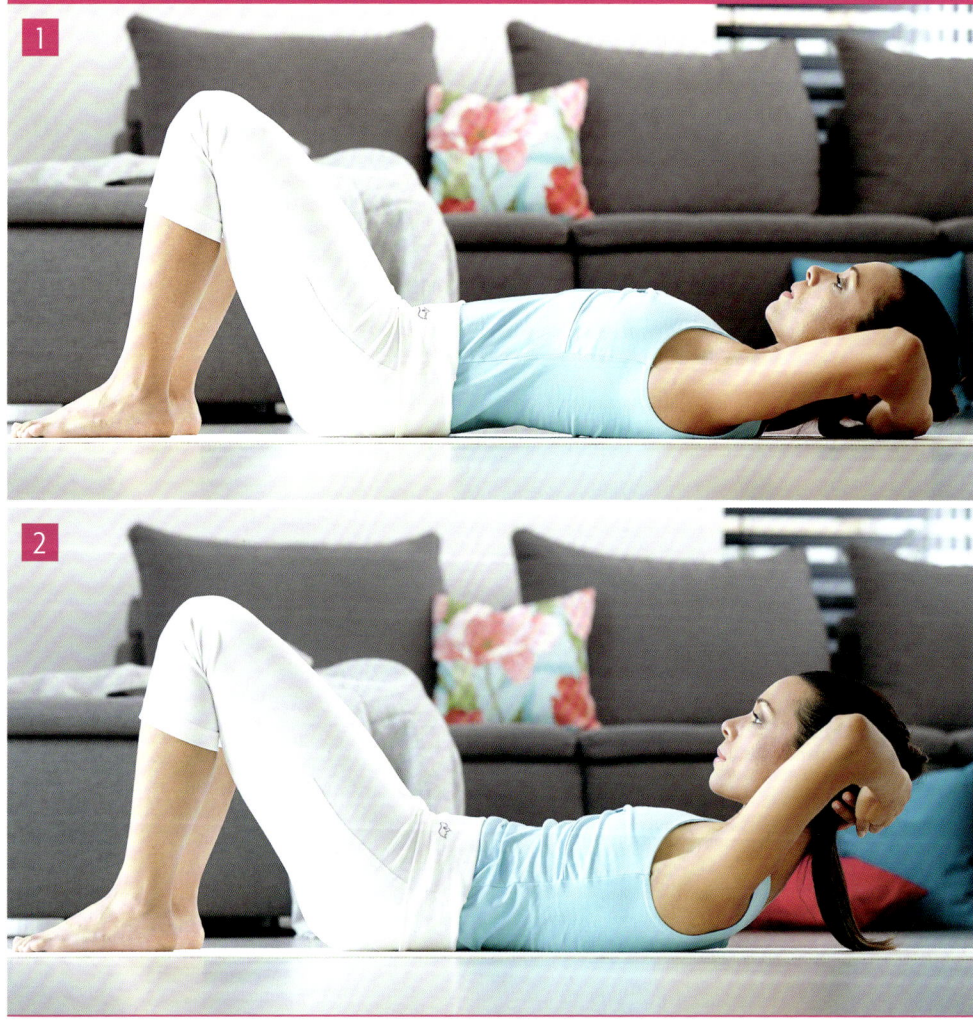

2 Atmen Sie aus und heben Sie dabei den Kopf und die Schultern vom Boden ab, bis nur noch die untersten Kanten der Schulterblätter die Matte berühren. Der Blick ist auf die Knie gerichtet. Und zack, schon befinden Sie sich in der Imprint-Position: Ihre Lendenwirbelsäule liegt nun auf der Matte auf.

In den meisten Fällen sind Kopf und Schultern angehoben, wenn Sie in der Imprint-Position liegen, es gibt jedoch auch Ausnahmen.

Fußstellung

Es gibt zwei Fußstellungen bei Pilates: *point* und *flex*. Bei *point* sind die Füße lang ausgestreckt, bei *flex* werden sie in Richtung Knie nach oben gezogen. Sie werden selbst merken, dass dabei unterschiedliche Muskeln angespannt werden. Achten Sie also darauf, welche Ausgangsposition für Ihre Füße angegeben wird.

Pilates üben

Pilates hat viel mit Muskelspannung zu tun. Entspannen Sie sich trotzdem! Niemand kann von Anfang an alles richtig machen. Konzentrieren Sie sich zunächst auf eine Übung, bis Sie sie beherrschen. AnfängerInnen bleiben bei den entsprechenden Übungen, auch wenn die Übung für Fortgeschrittene noch so interessant aussieht. Die Zeit wird kommen! Geübte und Fortgeschrittene sollten regelmäßig zu den leichteren Übungen zurückkehren, um eine perfekte Mischung zu erhalten.

Relaxen Sie im Kopf und verkrampfen Sie Ihre Muskeln nicht! Die Übungen dürfen keine Schmerzen verursachen. Wenn Sie körperliche Beschwerden haben oder schwanger sind, besprechen Sie sich mit Ihrem Arzt, bevor Sie loslegen. Direkt nach dem Essen sollten Sie nicht trainieren, alle anderen Zeiten sind genehmigt – Hauptsache, es stört Sie niemand!

Der Aufbau des Buches

Das Buch ist nach Körperregionen aufgebaut. Bei jeder Region beginnen wir mit den Übungen für AnfängerInnen, dann kommen die Übungen für Fortgeschrittene.

Am Anfang stehen Warm-up und Cool-down. Wir beginnen grundsätzlich mit einem Warm-up, um die Muskeln mit sanften Übungen aufzuwärmen. Dass darauf gleich die Cool-down-Übungen folgen, heißt natürlich nicht, dass Sie das Cool-down vor den eigentlichen Übungen machen sollten. Sie stehen an dieser Stelle, damit Sie sie nicht übersehen. Machen Sie das Cool-down nach Ihrem eigentlichen Workout, egal, ob Sie die Anfänger- oder die Fortgeschrittenenvariante durchziehen.

Für eine optimale Zusammenstellung der Übungen ist am Schluss jedes Kapitels gesorgt. Bei den Programmen ist immer die Endposition der jeweiligen Übung abgebildet.

Am Ende des Buches finden Sie verschiedene 5-Minuten-Programme für den ganzen Körper und Übungen mit Haushaltsgeräten. Diese sind besonders praktisch, wenn man sich nicht mit »herumfliegenden« Hanteln, Therabändern usw. belasten möchte. Wasserflasche in die Hand – und los geht's!

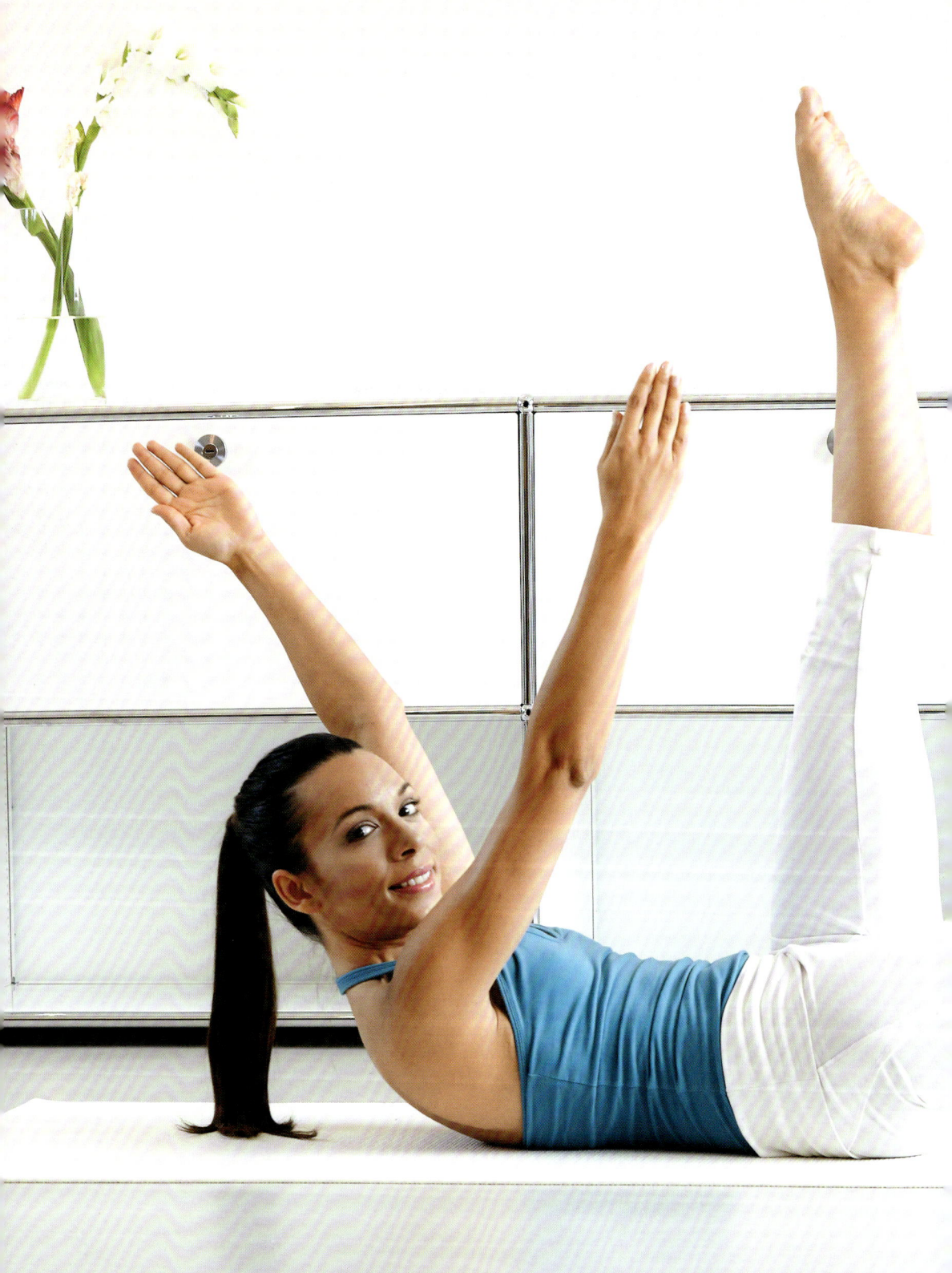

Bauch

Die Bauchmuskeln bilden das Zentrum unseres Körpers.
Außerdem beherbergt der Bauch das Powerhouse und somit
ist er Dreh- und Angelpunkt einer jeden Pilates-Übung. Doch
nicht nur die quere, sondern auch die darüberliegende
schräge Bauchmuskulatur wird bei diesen Übungen gekräftigt.

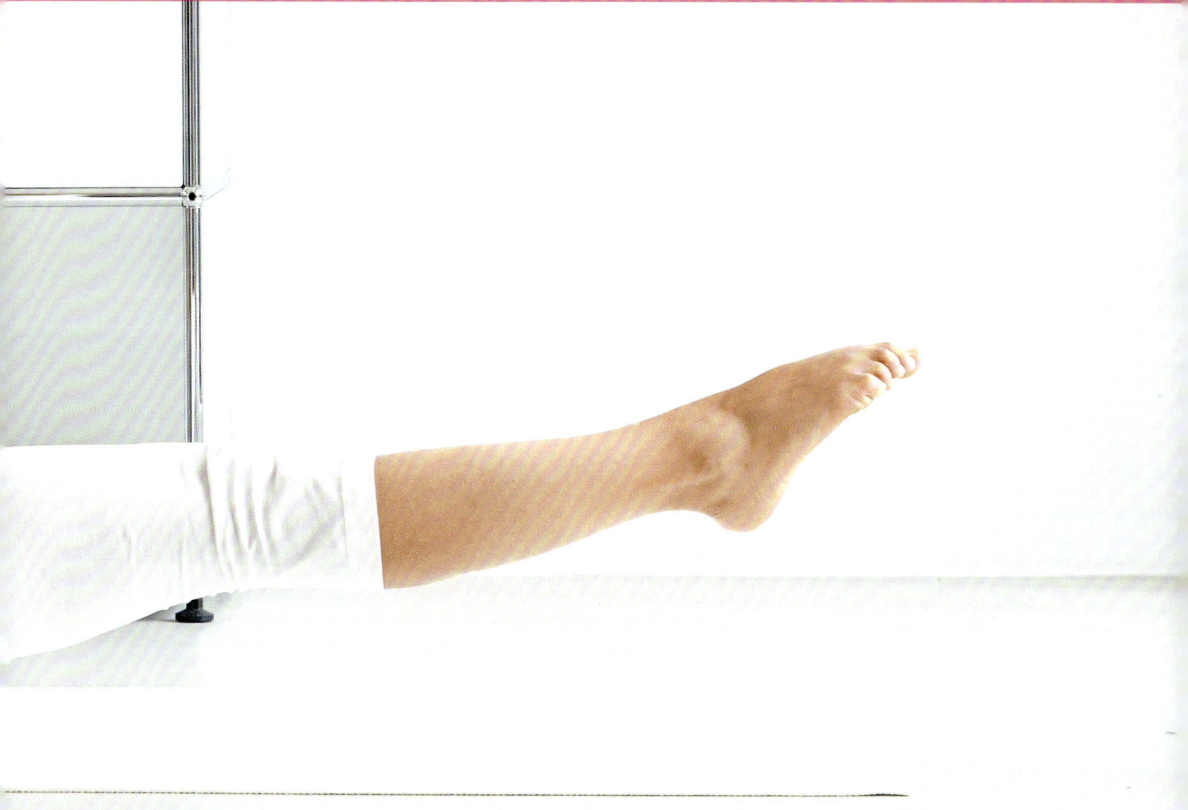

Warm-up

Dehnen Sie Ihre Muskeln, damit auch sie merken, dass sie gleich gefordert werden. Ein bisschen Vorbereitung tut uns allen gut!

Nackendehnung

Dehnen Sie Ihren Nacken, um Verkrampfungen zu vermeiden.

1 Ausgangsposition

Setzen Sie sich aufrecht im Schneidersitz hin. Legen Sie die Hände an den Hinterkopf. Die Ellenbogen sind so weit geöffnet, dass Sie sie aus den Augenwinkeln sehen können.

2 Los geht's!

Beim Einatmen strecken Sie sich in die Länge. Stellen Sie sich vor, dass an Ihrem Scheitel ein Band befestigt ist, das Ihren Kopf nach oben und die Wirbelsäule langzieht. Beim Ausatmen drücken Sie das Kinn mit den Händen auf die Brust, sodass Ihr Nacken ordentlich gedehnt wird. Der Rücken bleibt dabei gerade!

Wiederholen Sie die Übung 6- bis 10-mal.

Gummiband

Lockern Sie die Arme und Beine, bevor Sie in die zweite Runde starten.

Ausgangsposition

Sie liegen auf dem Rücken ausgestreckt auf der Matte, die Fußspitzen point, also nach vorn ausgestreckt. Die Arme sind nach hinten ausgestreckt, die Handflächen zeigen zueinander.

3 Los geht's!

Beim Einatmen strecken Sie sich lang aus, so lang es nur geht. Beim Ausatmen ziehen Sie den Bauchnabel nach innen und bringen die Beine nacheinander in Richtung Brustkorb. Heben Sie gleichzeitig Wirbel für Wirbel den Oberkörper langsam ab. Umarmen Sie Ihre Knie herzlich und freuen Sie sich über Ihr neues Dasein als Kugel. Beim Einatmen rollen Sie sich wieder nach unten ab und strecken sich weit aus. Lang ist es nämlich auch ganz schön.

Wiederholen Sie die Übung 6- bis 8-mal.

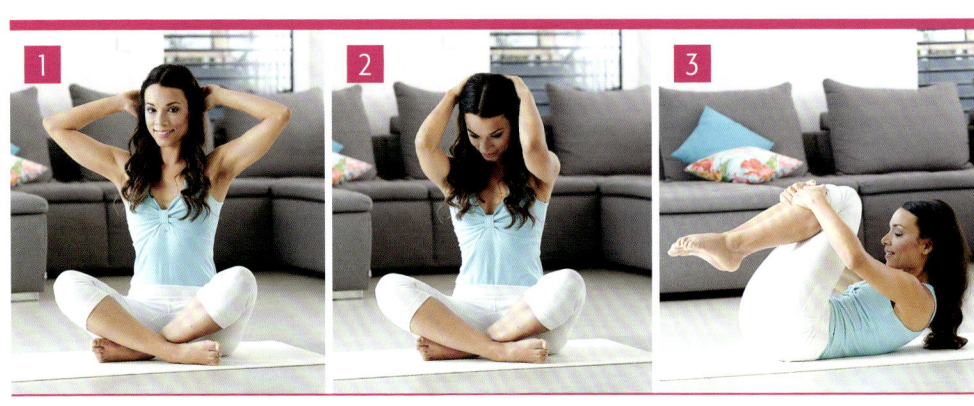

Cool-down

Mit dem Cool-down beugen Sie Muskelkater vor, weil die Muskeln sich in aller Ruhe von der Arbeit verabschieden dürfen.

Iliodehnung
Der Iliopsoasmuskel oder Hüftbeuger zieht sich vom Bauch über die Leistengegend. Durch vieles Sitzen wird er kurz. Wir dehnen ihn, um Verspannungen im unteren Rücken vorzubeugen.

Ausgangsposition
Legen Sie sich auf den Bauch. Ihre Stirn liegt auf der rechten Hand, die linke liegt am Körper auf der Matte. Die Füße sind flach abgelegt.

4 Los geht's!
Beugen Sie Ihren linken Unterschenkel und fassen Sie mit der linken Hand nach dem Fuß.

Ziehen Sie die Ferse zum Po und drücken Sie Ihr Schambein in den Boden. Verweilen Sie so einige Atemzüge und wechseln Sie die Seite.

Freudenstreckung

5 Ausgangsposition
Lehnen Sie sich im Sitzen nach hinten. Stützen Sie sich auf den Händen ab. Die Finger zeigen von Ihnen weg. Die Beine sind gestreckt, die Füße point. Achten Sie darauf, die Schultern nicht hochzuziehen!

6 Los geht's!
Beim Einatmen strecken Sie einen Arm nach oben und heben den Brustkorb weit an. Beim Ausatmen absenken. Wiederholen und Arm wechseln, so oft es Spaß macht.

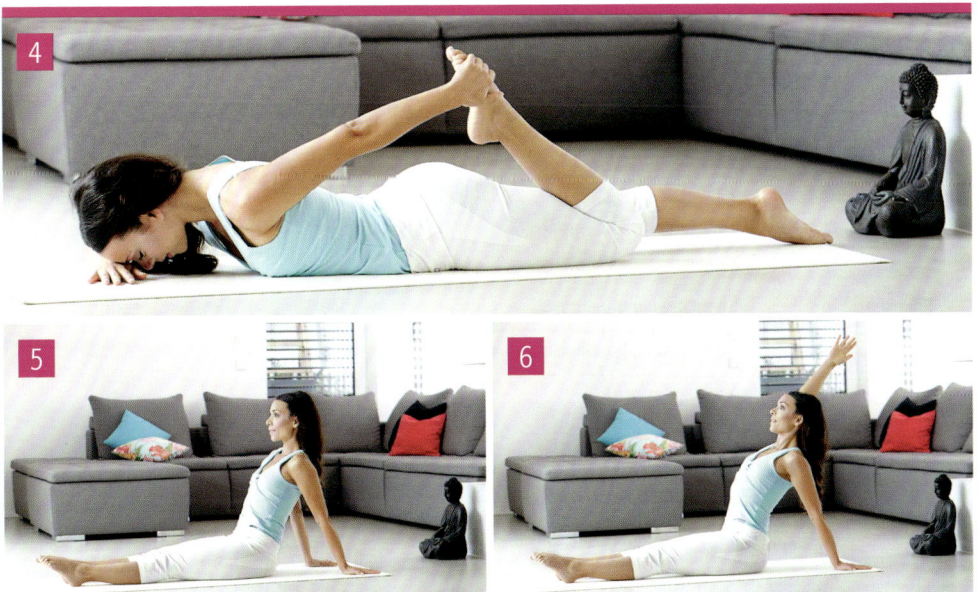

Übungen für AnfängerInnen

Die folgenden acht Übungen richten sich an Ihre Bauchmuskeln. So etwas haben Sie nicht? Doch, doch. Sie wurden einander vielleicht nur noch nicht vorgestellt. Machen Sie sich mit Ihren Muskeln bekannt – sie werden bald Ihre besten Freunde sein!

Einarmiger Crunch

1 Ausgangsposition
Legen Sie sich auf den Rücken und stellen Sie die Beine auf. Die Füße stehen in hüftbreitem

In der Grundstellung liegt Ihre Lendenwirbelsäule nicht auf dem Boden auf, aber machen Sie kein Hohlkreuz! Stellen Sie sich vor, dass eine Kirsche zwischen die Lendenwirbelsäule und den Rücken passt, die berührt, aber nicht zerquetscht wird. *Denk an die Kirsche im Rücken: Berühren, nicht zerdrücken!*

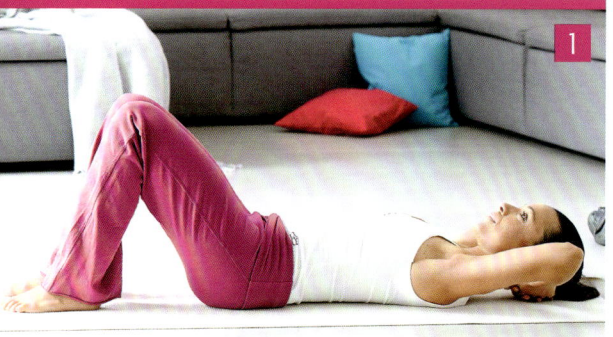

Abstand voneinander, d. h. es passt eine Faustlänge zwischen sie. Legen Sie die Hände an den Kopf. Die Ellenbogen sind so weit geöffnet, dass Sie sie noch aus dem Augenwinkel sehen können. Biegen Sie sie also nicht nach hinten!

2 Los geht's!
Atmen Sie durch die Nase tief in den Bauch ein.
Atmen Sie durch den Mund wieder aus und ziehen Sie dabei den Bauchnabel fest nach innen.
Heben Sie den Kopf mit den Armen und Schultern vom Boden ab, bis nur noch die untersten Kanten der Schulterblätter den Boden berühren. Strecken Sie gleichzeitig einen Arm nach vorne aus. Die Fingerspitzen zeigen in Richtung Knie. Dies ist die sogenannte Imprint-Position, in der die Lendenwirbelsäule den Boden berührt. Halten Sie den Blick nach vorn auf Ihre Knie. Beim Einatmen rollen Sie sich wieder langsam nach unten ab. Beim Ausatmen wiederholen Sie die Übung mit der anderen Hand.

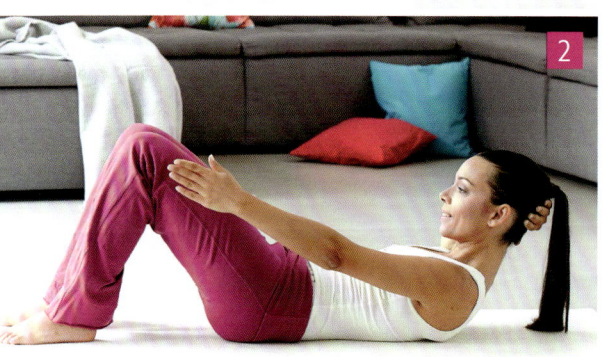

Insgesamt 6- bis 10-mal durchführen.

Schräger Crunch

Was sind eigentlich Crunches? Hießen die nicht mal Sit-ups? Nein, denn bei Crunches wird nicht der ganze Oberkörper angehoben. Sie sind rückenschonender und dabei wirklich effektiv. Ehrlich. Wirklich.

3 Ausgangsposition

Sie liegen auf dem Rücken, die Beine sind hüftbreit aufgestellt. Legen Sie die Hände an den Hinterkopf, sodass Sie die Ellenbogen aus den Augenwinkeln sehen können. Heben Sie Kopf und Schultern vom Boden ab; der untere Rücken bleibt fest am Boden.

4 Los geht's!

Atmen Sie durch die Nase ein.

Beim Ausatmen drehen Sie den Oberkörper wie einen Korkenzieher nach links und heben das linke Bein gleichzeitig in Stufenposition. Ziehen Sie die rechte Schulter diagonal in Richtung Knie.

Beim Einatmen gehen Sie zurück zur Ausgangsposition. Legen Sie den Kopf nicht ab! Beim nächsten Ausatmen wiederholen Sie die Übung nach rechts.

Führen Sie die Übung 6- bis 10-mal pro Seite durch.

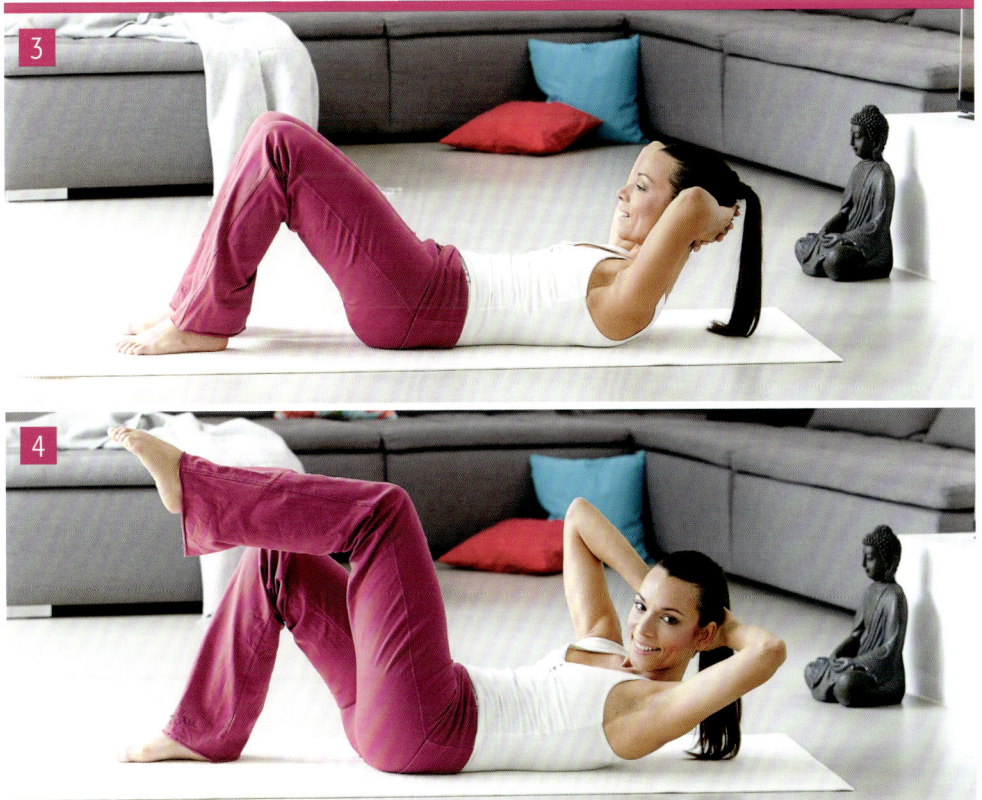

Unterstütztes Aufrollen

1 Ausgangsposition

Legen Sie sich in der neutralen Position auf den Rücken. Die Beine sind hüftbreit angewinkelt. Denken Sie an die Praline unter Ihrer Lendenwirbelsäule: Kuscheln Sie sich an sie an, aber zerquetschen Sie sie nicht!

Bringen Sie das rechte Bein in die Stufenposition, sodass es im rechten Winkel angewinkelt ist. Mit den Händen fassen Sie in die Kniekehle des angewinkelten Beines. Die Arme sind etwas gebeugt, die Ellenbogen zeigen nach außen und sind etwas nach oben angehoben. Schieben Sie die Schultern von den Ohren weg.

2 Los geht's!

Atmen Sie ein.

Beim Ausatmen ziehen Sie den Bauchnabel zur Wirbelsäule, sodass Sie den Bauch richtig aushöhlen. Heben Sie Kopf und Schultern Wirbel für Wirbel vom Boden ab. Dabei zieht das angehobene Knie von Ihnen weg, während Sie mit den Händen gegenhalten.

Beim Einatmen rollen Sie sich Wirbel für Wirbel wieder ab.

Wiederholen Sie die Übung mit dem rechten Bein 6- bis 10-mal. Anschließend führen Sie die Übung ebenso oft mit dem linken Bein durch.

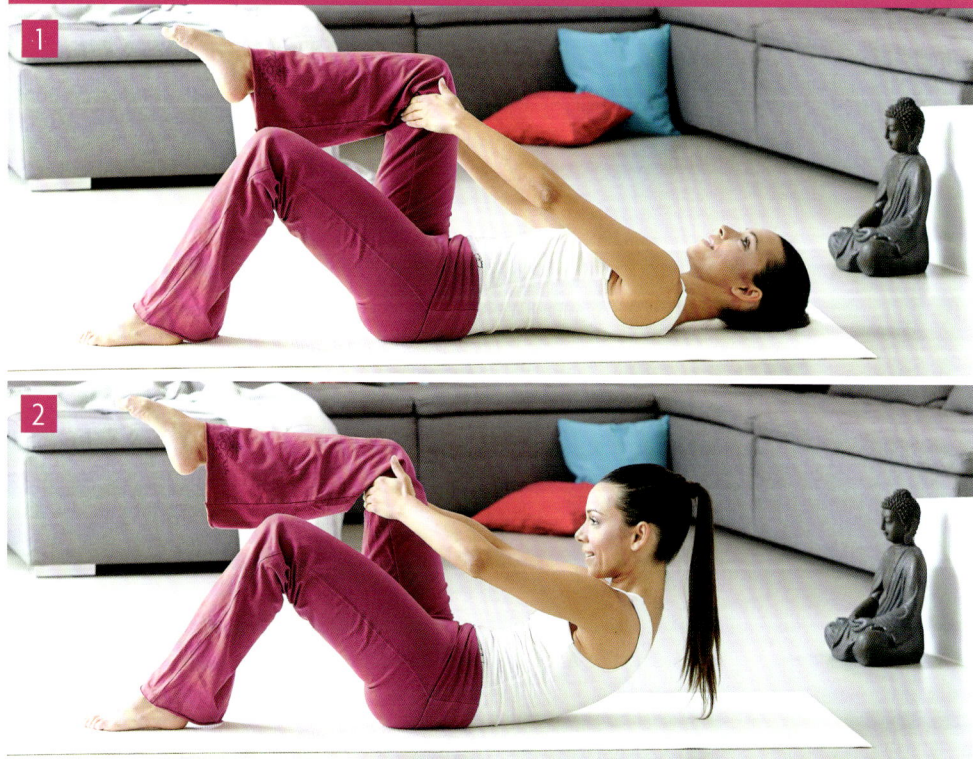

Taillen-Crunch

3 Ausgangsposition

Legen Sie sich in der Imprint-Position auf die Matte, die Beine sind aufgestellt, Kopf und Schultern sind angehoben, die Hände liegen am Kopf und die Ellenbogen sind aus den Augenwinkeln sichtbar. Ihr Blick geht nach vorne.

4 Los geht's!

Atmen Sie ein.
Beim Ausatmen neigen Sie den angehobenen Oberkörper nach links und strecken Sie den linken Arm nach vorne aus. Ziehen Sie mit der Hand in Richtung des linken Fußes.

Die Imprint-Position ist eine der häufigsten Positionen bei Bauchübungen. Sie schützt den unteren Rücken vor Fehlhaltung.
Position Imprint und der Rücken gewinnt.

Der untere Rücken bleibt dabei fest am Boden. Beim Einatmen bringen Sie den Oberkörper zurück zur Mitte.

Wiederholen Sie die Übung 12- bis 20-mal pro Seite, immer links und rechts im Wechsel oder erst 6- bis 10-mal rechts und dann alles noch einmal links.

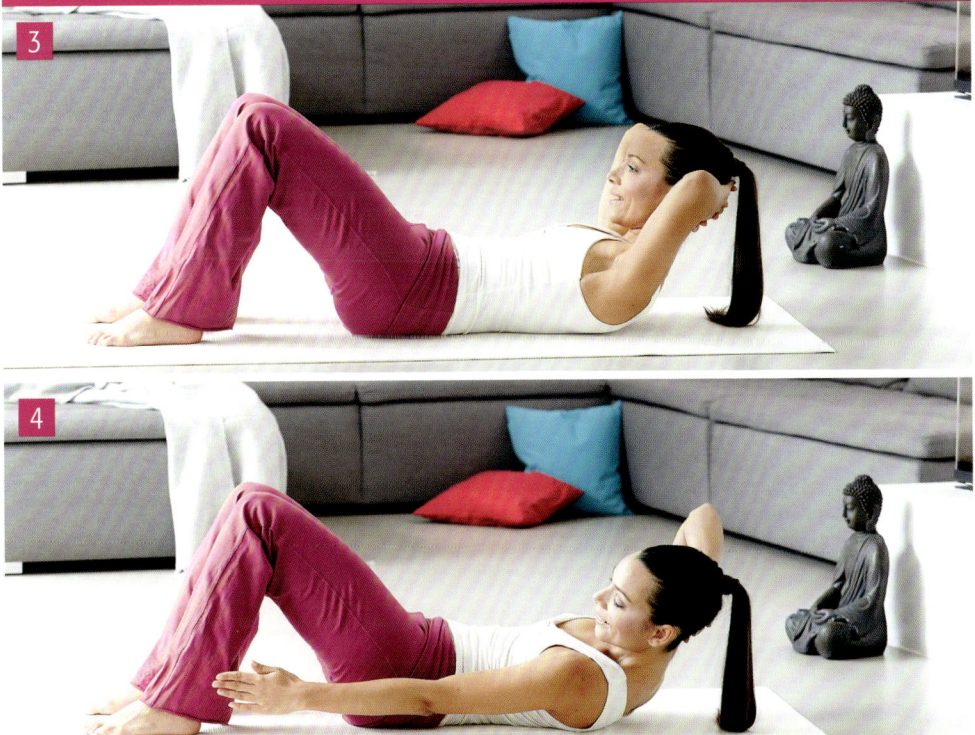

Langbein-Crunch

1 Ausgangsposition

Legen Sie sich in der neutralen Position auf den Rücken. Ihre Handflächen liegen am Hinterkopf, die Ellenbogen sind leicht geöffnet. Die Beine sind hüftbreit aufgestellt. Ihr Blick geht zur Decke.

2 Los geht's!

Atmen Sie zur Vorbereitung durch die Nase ein, sodass Ihre Bauchdecke sich ordentlich wölbt. Beim Ausatmen aktivieren Sie das Powerhouse, indem Sie den Bauchnabel fest zur Wirbelsäule ziehen und die Bauchdecke aushöhlen.

Anfänger aktivieren das Powerhouse beim Ausatmen, Fortgeschrittene halten es auch beim Einatmen aktiv. Ziehen Sie den Bauchnabel nach innen, bis Sie die komplette Bauchspannung erreicht haben – Übung macht den Meister!
Bauch rein – Powerhouse ein!

Schieben Sie das Kinn leicht in Richtung Brustbein, sodass sich der Nacken verlängert. Jetzt heben Sie erst den Kopf, dann die Schulterblätter langsam nach oben. Dabei drücken Sie die Lendenwirbelsäule sanft in die Matte. Gleichzeitig strecken Sie ein Bein in der Luft lang nach vorn aus, den Fuß point.
Beim Einatmen rollen Sie sich wieder ab und stellen das Bein auf.
Beim nächsten Ausatmen wiederholen Sie die Übung mit dem anderen Bein.

Für jede Seite machen Sie 6 bis 8 Wiederholungen.

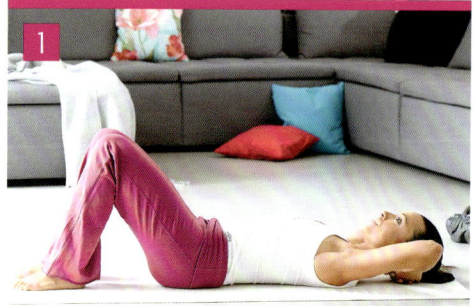

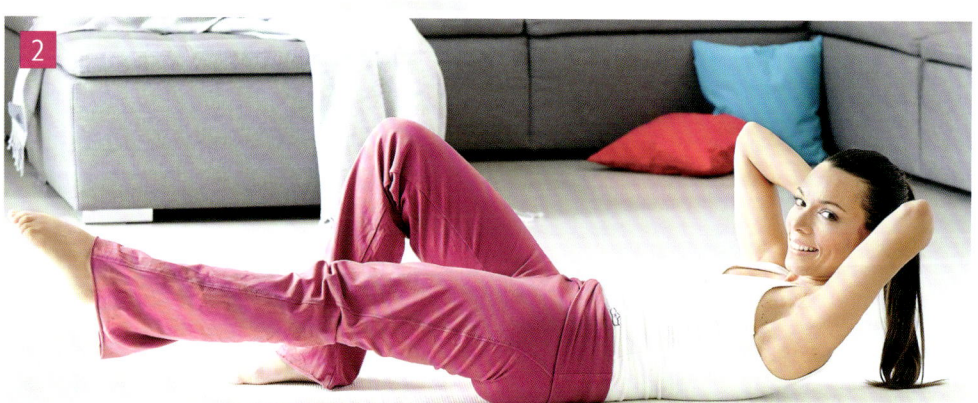

Staccato-Crunch

Wer sich mit Musik ein bisschen auskennt, wird schon einmal über den Begriff *Staccato* gestolpert sein. Diese Anweisung steht für besonders abgehackte Noten, die kürzer gespielt werden, als ihr Wert eigentlich vorschreibt. Auf Blasinstrumenten erzeugt man diesen Effekt, indem man den Luftstrom abrupt unterbricht.

3 Ausgangsposition

Legen Sie sich in der neutralen Position auf den Rücken, die Handflächen befinden sich am Hinterkopf, die Ellenbogen sind leicht geöffnet. Die Beine sind hüftbreit aufgestellt. Ihr Blick geht zur Decke.

4 Los geht's!

Atmen Sie zur Vorbereitung tief in den Bauch ein. Atmen Sie einmal kurz aus, sodass noch Luft im Bauch bleibt. Dabei heben Sie den Oberkörper und die Fersen etwas an. Die Zehen bleiben am Boden.

5 Mit der verbleibenden Luft atmen Sie ein zweites Mal aus und heben dabei die Zehen vom Boden ab und den Oberkörper etwas höher, sodass die Schulterblätter nicht mehr den Boden berühren. Achten Sie darauf, dass die Lendenwirbelsäule fest am Boden liegt.

Halten Sie die Position beim Einatmen. Beim Ausatmen rollen Sie sich mit zwei Staccato-Atemzügen wieder nach unten ab. Ist dies für den Anfang zu anstrengend, rollen Sie sich beim Ausatmen in einem Zug wieder ab.

Wiederholen Sie die Übung 6- bis 10-mal.

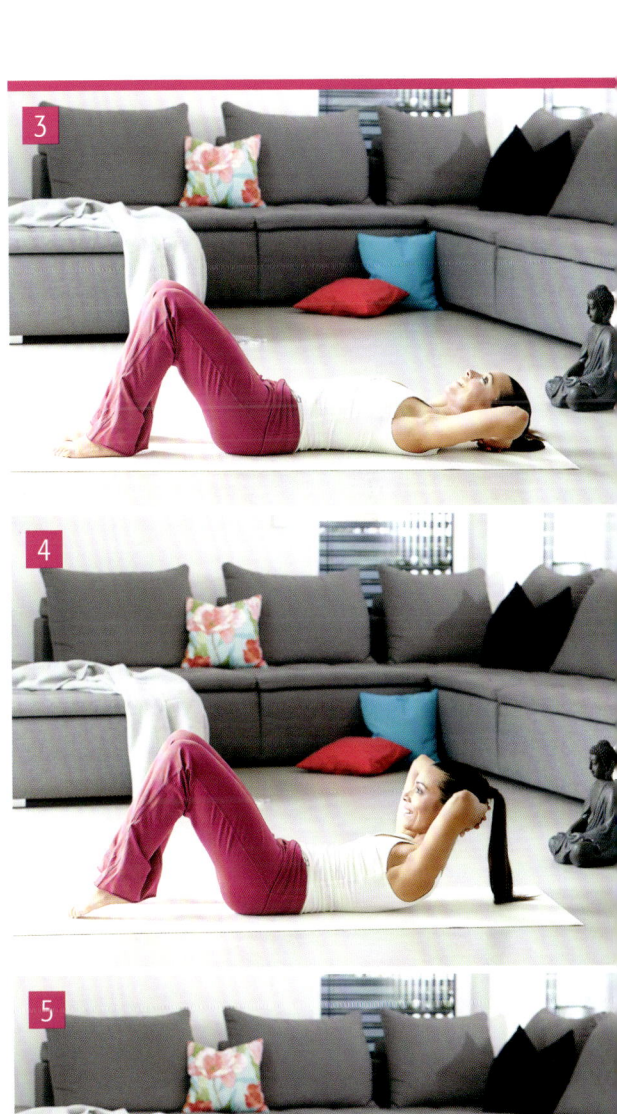

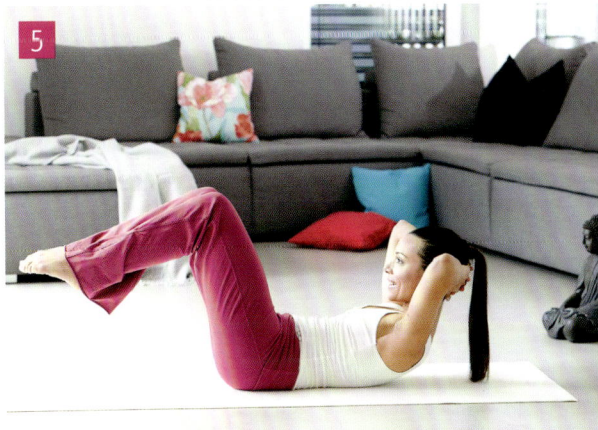

Einbeiniges Abrollen

1 Ausgangsposition

Setzen Sie sich aufrecht hin, die Beine sind nach vorne ausgestreckt. Wenn Ihnen das für den Anfang zu anstrengend ist, können Sie sie auch leicht anwinkeln. Der Rücken ist gerade und Ihr Gewicht ist gleichmäßig auf beide Sitzknochen verteilt. Spüren Sie, wie sich die Knochen in die Matte pressen.

Strecken Sie die Arme auf Schulterhöhe nach vorn aus.

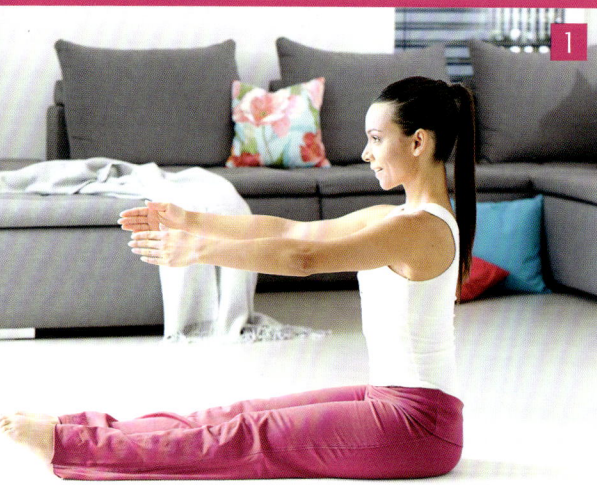

2 Los geht's!

Beim Einatmen ziehen Sie Ihre Wirbelsäule in die Länge, als wäre ein Faden an Ihrem Scheitel befestigt, der Sie nach oben zieht. Ihr Kopf bleibt also gerade und fällt nicht in den Nacken.

Beim Ausatmen rollen Sie das Becken ein, sodass der untere Rücken rund wird. Ziehen Sie den Bauchnabel weit nach innen und höhlen Sie die Bauchdecke aus. Nun rollen Sie sich Wirbel für Wirbel nach unten ab. Winkeln Sie auf dem Weg nach unten ein Bein an und greifen Sie in die Kniekehle. Beim Einatmen kommen Sie in die Ausgangsposition zurück.

Wiederholen Sie die Übung beim erneuten Ausatmen mit dem anderen Bein insgesamt 6- bis 10-mal pro Seite im Wechsel.

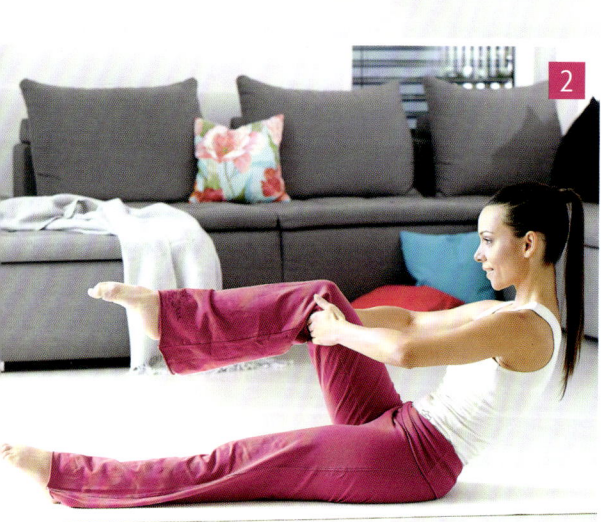

Achten Sie immer darauf, dass Ihr Kopf fest auf dem Hals verankert bleibt und nicht nach vorne oder hinten schlackert.

Der Faden zieht an deinem Schopf und du behältst 'nen graden Kopf!

Erotische Meerjungfrau

Auch bei Pilates darf es mal ein wenig sexy werden. Wenn wir ehrlich sind, ist das ja ohnehin das Ziel: fit werden und dabei auch noch gut aussehen. Wir haben uns mit einer Meerjungfrau getroffen und sie nach ihrem Fitnessprogramm gefragt. Mal sehen, was sie tut, um fit zu bleiben!

3 Ausgangsposition

Setzen Sie sich so hin, dass Ihre Beine auf Ihrer linken Seite angewinkelt sind. Knie und Füße liegen jeweils übereinander,* der Winkel beträgt etwa 90 Grad. Die Füße sind point. Ihr Gewicht liegt auf der rechten Gesäßhälfte. Stützen Sie sich mit der rechten Hand ab, sodass Hand, Ellenbogen und Schulter eine Linie bilden. Der linke Arm ist nach oben ausgestreckt. Heben Sie den Brustkorb seitlich an. Das Becken bleibt in seiner neutralen Position.

4 Los geht's!

Beim Einatmen kreisen Sie die Schultern nach hinten. Die Schulterblätter bewegen sich in Richtung ~~Flosse~~ Füße.

Beim Ausatmen heben Sie die Füße und neigen den Oberkörper etwas nach links. Beugen Sie den linken Arm, sodass der Ellenbogen zum Körper zeigt, und blicken Sie in die linke Handfläche, als ob Sie sich in einem kleinen Spiegel betrachten würden.

Wiederholen Sie die Übung 6- bis 10-mal pro Seite.

* Bei der Meerjungfrau sieht das natürlich etwas anders aus. Wir haben die Übung an Ihre Bedürfnisse angepasst. Wenn Sie einen Fischschwanz haben, ignorieren Sie die Anweisung einfach!

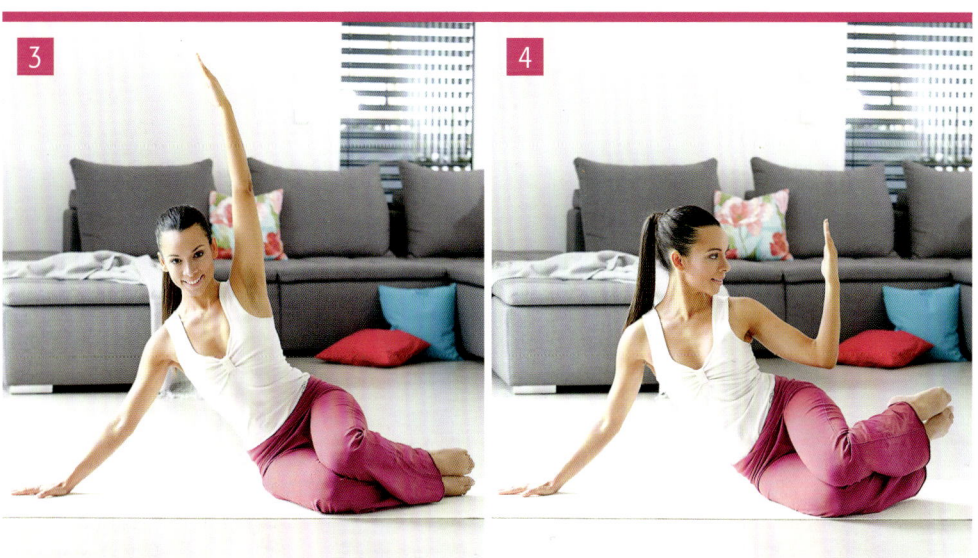

Übungen für Fortgeschrittene

Als Fortgeschrittene/-r kennen Sie Ihre Bauchmuskeln sicher schon gut. Heute ist genau
der richtige Tag, um etwas mit ihnen zu unter-
nehmen. Legen Sie los! – Ihre Bauchmuskeln
werden es Ihnen danken.

Abrollen in der Warteschleife

1 Ausgangsposition

Setzen Sie sich mit ausgestreckten Beinen hin
und verlagern Sie Ihr Gewicht mit dem Rücken
in der C-Kurve nach hinten, sodass Ihr Schwer-
punkt hinter den Sitzknochen liegt. Strecken
Sie die Arme auf Schulterhöhe nach vorne aus.
Ziehen Sie die Schulterblätter nach unten, sodass Ihr Nacken lang bleibt.
Vergiss es bitte nie:
Schultern von den Ohren zieh'!

2 Los geht's!

Atmen Sie in die Rippenbögen ein, sodass Ihr
Bauch flach bleibt. Mit dem aktivierten Power-
house verstärken Sie bewusst die C-Kurve.
Beim Ausatmen heben Sie beide Arme und ein
Bein, Fuß point. Beim Einatmen Arme und Bein
senken. Beim nächsten Ausatmen wiederholen
Sie die Übung mit dem anderen Bein.

Je nach persönlicher Laune wiederholen Sie die
Übung 6- bis 10-mal mit der rechten Seite und
anschließend mit der linken, oder Sie wechseln
die Seiten nach jedem Durchgang.

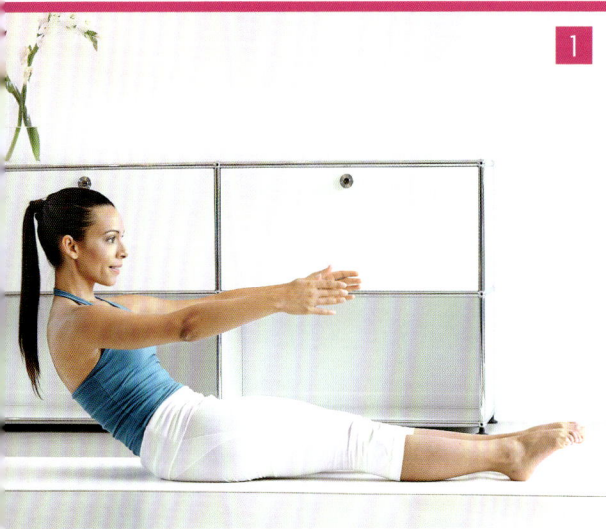

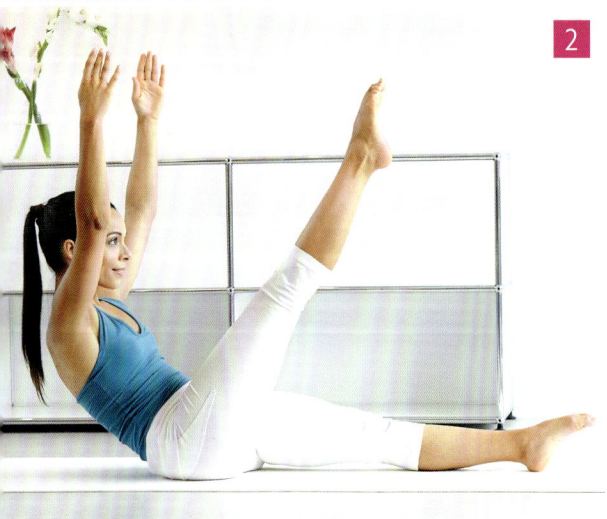

Die C-Kurve beschreibt, was man sieht:
Der Rücken ist rund, aber nicht gestaucht.
Die Wirbelsäule behält einen langen
Bogen, Die Wirbel brauchen Platz zum
»atmen«.
Formen die Wirbel ein rundes C,
können sie atmen und tun dir nicht weh.

Wackelteaser

Ein echter Balanceakt! Hier sind wirklich gute Konzentration und eine starkes Powerhouse gefragt, damit die Übung nicht vom Wackelteaser zum Zappelteaser wird!

3 Ausgangsposition

Bringen Sie beide Beine in Stufenposition und strecken Sie die Arme nach oben aus. Um die Balance zu halten, muss sich der Gewichtsschwerpunkt leicht hinter den Sitzknochen befinden. Die Füße sind point, der Rücken ist gerade.

4 Los geht's!

Beim Einatmen weiten sich die Rippenbögen, der Bauchnabel ist Richtung Wirbelsäule, der Beckenboden nach oben gezogen.
Beim Ausatmen rollen Sie das Becken ein, sodass sich das Gewicht bis zum Kreuzbein im oberen Bereich des Gesäßes verlagert. Bringen Sie die Arme nach vorn. Die Wirbelsäule formt einen langen C-Bogen.
Beim Einatmen kommen Sie in die Ausgangsposition zurück und ziehen die Wirbelsäule in die Länge.

Wiederholen Sie diese Übung 6- bis 10-mal.

Achten Sie darauf, dass der Rücken lang bleibt, ohne in ein Hohlkreuz auszuweichen! Das aktivierte Powerhouse beugt dem Hohlkreuz vor, also spannen Sie es gut an!
Der Rücken bleibt schön grade, sonst wäre es doch schade!

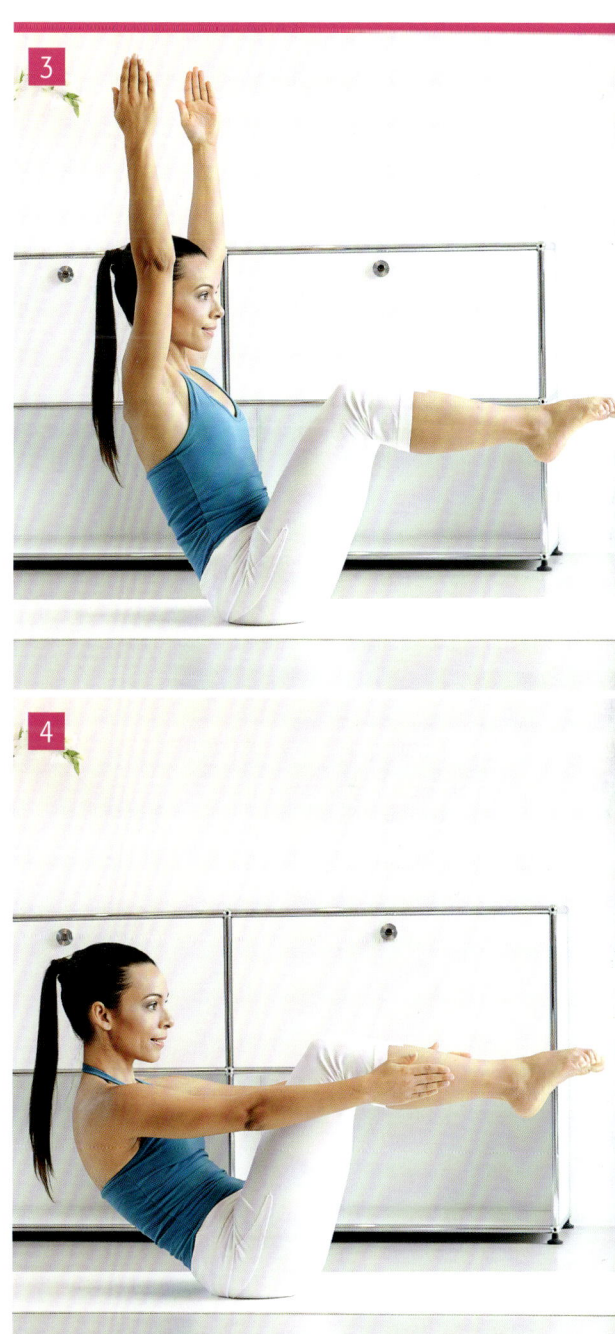

Aufrollen für StreberInnen

1 Ausgangsposition

Legen Sie sich auf den Rücken. Die Arme sind über dem Kopf auf dem Boden abgelegt, die Handflächen zeigen zueinander. Die Füße sind point.

2 Los geht's!

Beim Einatmen ziehen Sie Ihren Körper ordentlich in die Länge.

Beim Ausatmen heben Sie die Arme vom Boden ab und ziehen sie über den Kopf zu den Beinen. Kopf und Schultern folgen der Bewegung, sodass sich Wirbel für Wirbel der Rücken vom Boden abhebt, bis die Wirbelsäule nicht mehr den Boden berührt. Sie sitzen nun also nach vorn gebeugt da, die Arme sind auf Schulterhöhe ausgestreckt.

> Sobald alle Lendenwirbel den Boden beim Aufrollen verlassen haben, rollen Sie Ihr Becken ein, damit Ihr Rücken rund bleiben kann.
> *Becken rund – Rücken gesund.*

3 Beim Einatmen ziehen Sie den Oberkörper zuerst nach vorne gerade in die Länge und dann richten Sie ihn auf.

Beim nächsten Ausatmen rollen Sie den Rücken Wirbel für Wirbel wieder ab.

Beim nächsten Einatmen beginnen Sie die Übung von vorn. Beim Ausatmen kommen Sie wieder hoch.

Wiederholen Sie die Übung 8- bis 10-mal.

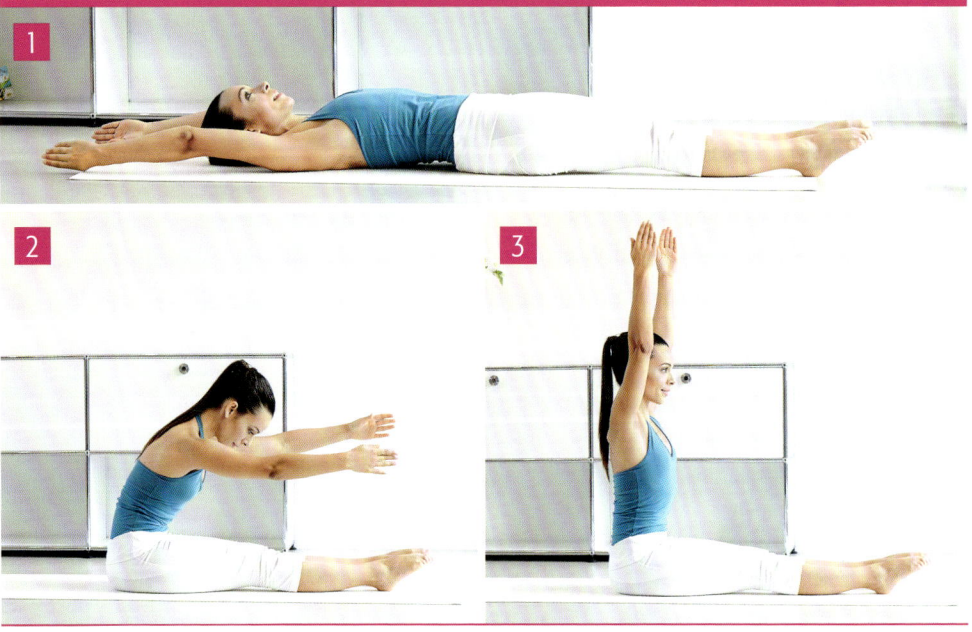

Flaschenzug

4 Ausgangsposition

Legen Sie sich auf den Rücken. Kopf und Schultern sind abgehoben, Beine und Arme gerade zur Decke gestreckt. Die Beine sind hüftbreit geöffnet, die Arme schulterbreit. Sie liegen in der Imprint-Position, d. h. Ihre Lendenwirbelsäule drückt sich fest in die Matte.

5 Los geht's!

Beim Einatmen weiten sich die Rippenbögen. Beim Ausatmen führen Sie einen Arm in einem weiten Bogen nach hinten in Richtung Kopf, die Schultern bleiben unten. Gleichzeitig senken Sie das entgegengesetzte Bein nach vorne ab.

Wiederholen Sie die Übung 10- bis 12-mal insgesamt im Wechsel.

Achten Sie darauf, dass das Powerhouse aktiviert ist, damit Sie auf keinen Fall ins Hohlkreuz fallen! Ziehen Sie den Bauchnabel kräftig nach innen!
Bauch rein – Powerhouse ein!

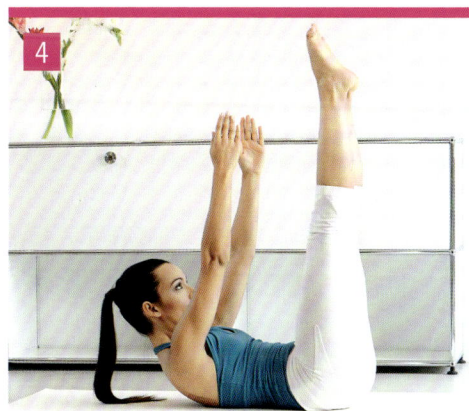

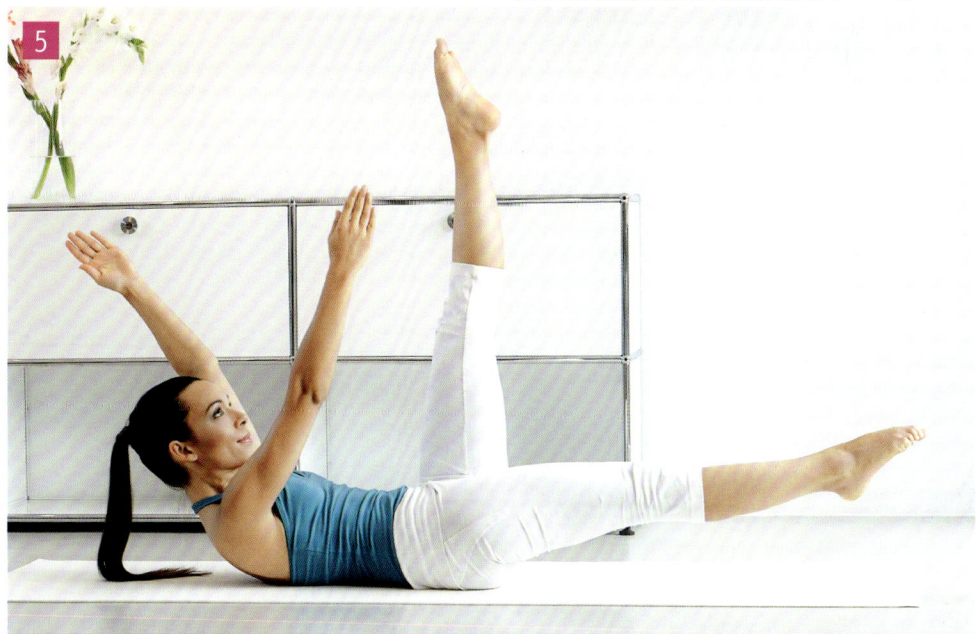

Echt schräg

1 Ausgangsposition

Legen Sie sich auf den Rücken, Kopf und Schultern sind angehoben. Bringen Sie die Hände an den Hinterkopf, sodass Sie die Ellenbogen aus den Augenwinkeln sehen können. Achten Sie darauf, dass die Schultern möglichst weit von Ihren Ohren entfernt sind. Strecken Sie die

Beine zur Decke, die Füße sind point. Der untere Rücken liegt fest am Boden.

2 Los geht's!

Atmen Sie zur Vorbereitung ein.

Beim Ausatmen senken Sie das linke Bein bis knapp oberhalb vom Boden ab, es bleibt ausgestreckt. Das rechte Knie bringen Sie gleichzeitig leicht zum Brustkorb. Das Bein ist etwa im 90-Grad-Winkel angewinkelt. Drehen Sie dabei den Oberkörper nach rechts, sodass die linke Schulter zum rechten Knie zieht. Dabei bleibt die Lendenwirbelsäule fest am Boden!

Beim Einatmen kommen Sie zur Ausgangsposition zurück.

Beim nächsten Ausatmen wiederholen Sie die Übung nach links, indem Sie das rechte Bein ausstrecken.

Wiederholen Sie die Übung abwechselnd 10- bis 14-mal.

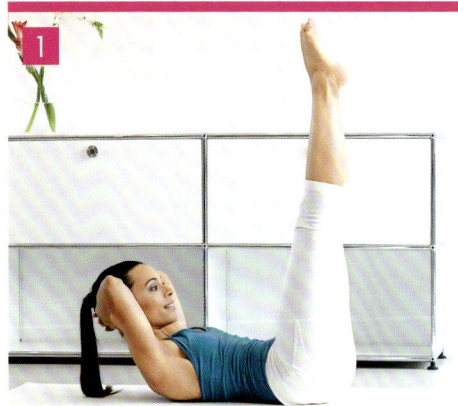

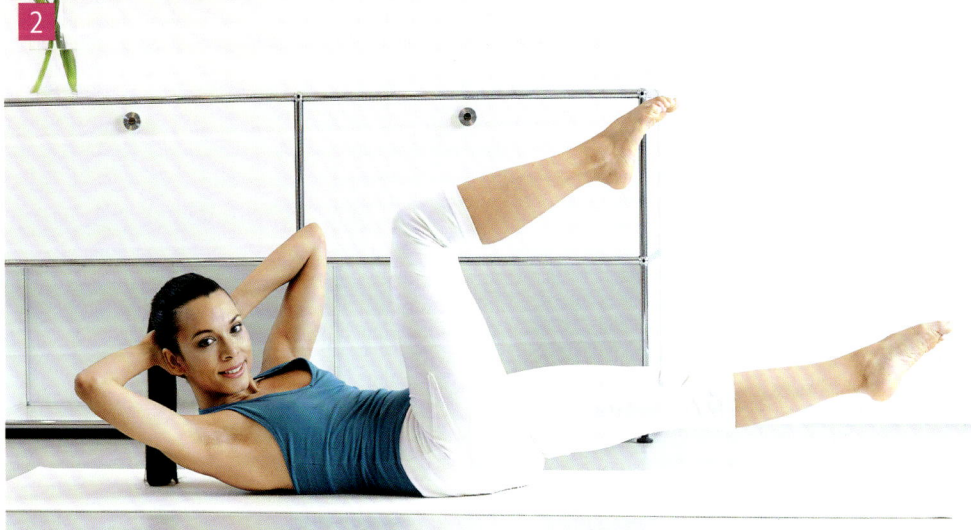

Doppelbein-Dehnung

3 Ausgangsposition

Legen Sie sich auf den Rücken und bringen Sie die Beine in die Stufenposition. Kopf und Schultern sind abgehoben, die Arme sind nach vorne ausgestreckt. Die Handflächen zeigen zu den Knien. Der untere Rücken drückt sich in der Imprint-Position fest in die Matte.

4 Los geht's!

Verlängern Sie Ihre Wirbelsäule. Überprüfen Sie, ob Ihr Powerhouse aktiv ist.
Beim Ausatmen schließen Sie die Rippen. Strecken Sie die Arme und Beine in die Länge, sodass die Beine ungefähr einen 45-Grad-Winkel zum Boden bilden.
Beim Einatmen kommen Sie zurück in die Ausgangsposition.

Wiederholen Sie diese Übung 10- bis 12-mal.

Auch wenn die Arme nach hinten ausgestreckt werden, ist es wichtig, die Schultern nicht mit in die gleiche Richtung zu ziehen. Sie wissen das natürlich, Sie sind ja nicht neu bei Pilates. Und trotzdem!
Vergiss es bitte nie:
Schultern von den Ohren zieh'!

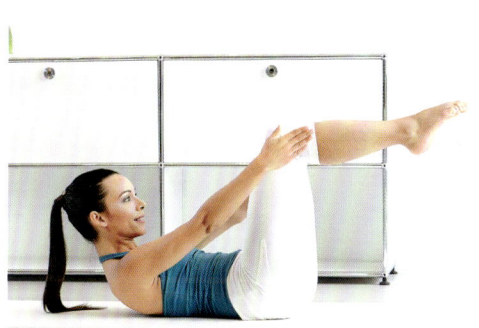

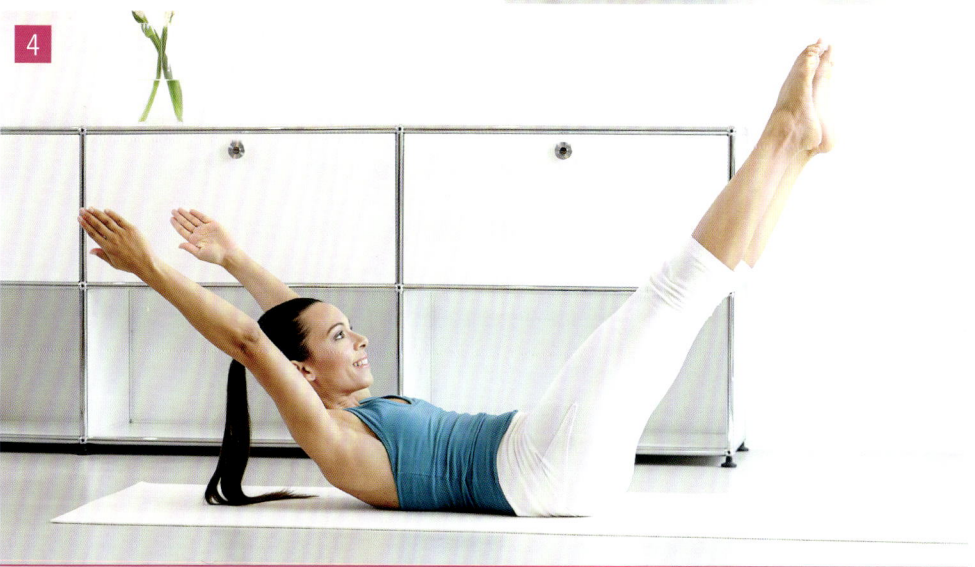

Klappmesser

Wie, Klappmesser? Sie fühlen sich wahrscheinlich spätestens seit dem Flaschenzug wie ein Schweizer Messer mit Nagelfeile, aber dann sind Sie ja darauf vorbereitet, was jetzt kommt. Klappen Sie drauflos!

1 Ausgangsposition

Legen Sie sich auf den Rücken. Strecken Sie die Beine geschlossen zur Decke, die Arme liegen seitlich an Ihrem Körper. Die Handflächen liegen auf dem Boden auf, ebenso die Schultern. Konzentrieren Sie sich darauf, dass Sie wirklich gut austariert sind und dass noch ein kleiner Hohlraum zwischen Lendenwirbelsäule und Boden vorhanden ist, der die Dicke eines Schweizer Taschenmessers (mitteldick) aber nicht überschreiten sollte. Halten Sie die Position beim Einatmen.

Achten Sie darauf, die Übung langsam und konzentriert durchzuführen, ohne Schwung zu holen.
Schwung holen? Du meine Güte!
Das kommt mir nicht in die Tüte!

2 Los geht's!

Atmen Sie zur Vorbereitung ein.
Beim Ausatmen rollen Sie sich Wirbel für Wirbel vom Po her auf. Die Beine sind weiterhin ausgestreckt und zeigen schräg zur Decke.
Beim Ausatmen rollen Sie wieder ab und kommen zur Ausgangsposition zurück.

Atmen Sie ein und wiederholen Sie die Übung beim nächsten Ausatmen, insgesamt 10- bis 14-mal.

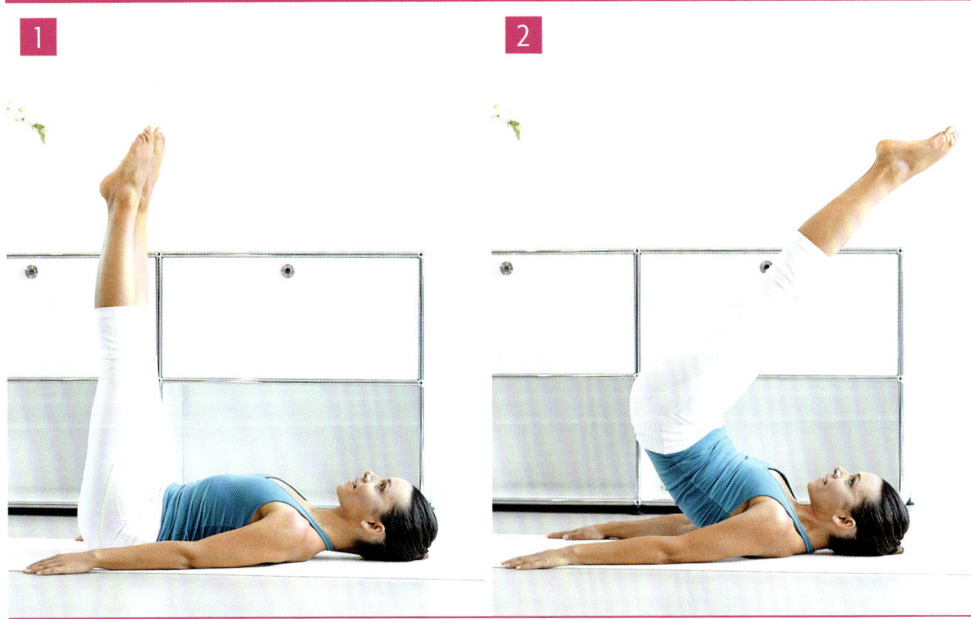

Korkenzieher

3 Ausgangsposition

Legen Sie sich seitlich auf die Matte und winkeln Sie die Beine übereinanderliegend im rechten Winkel an. Stützen Sie sich auf den Unterarm, sodass er einen rechten Winkel mit dem Oberarm bildet. Heben Sie das Becken an. Ihr Körper bildet eine gerade Linie mit den Oberschenkeln und dem Kopf. Strecken Sie den anderen Arm nach oben aus. Der Blick ist nach oben in Richtung ausgestreckter Hand gerichtet.

4 Los geht's!

Beim Einatmen heben Sie den Brustkorb weiter zur Decke an, die rechte Schulter kreist nach hinten und vergrößert so den Schulter-Ohr-Abstand.

Beim Ausatmen bringen Sie den rechten Arm nach unten und fädeln ihn unter Ihrem Brustkorb hindurch, sodass Ihre Brustwirbelsäule wie ein Korkenzieher rotiert.

Bei dieser Übung ist es wichtig, dass Sie nicht im Brustkorb einsinken. Um wie ein Korkenzieher rotieren zu können, müssen Sie aus Eisen sein, nicht aus Gummi – sonst geht die Flasche nicht auf!

Beim Einatmen kommen Sie zurück in die Ausgangsposition.

12- bis 14-mal wiederholen und Seite wechseln.

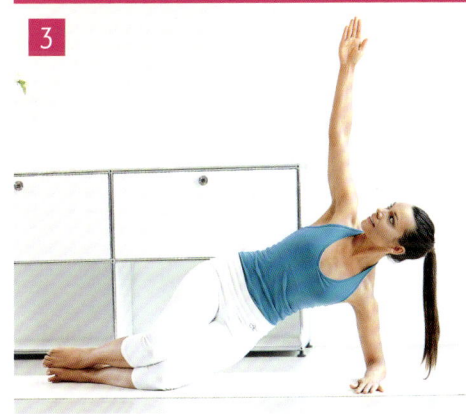

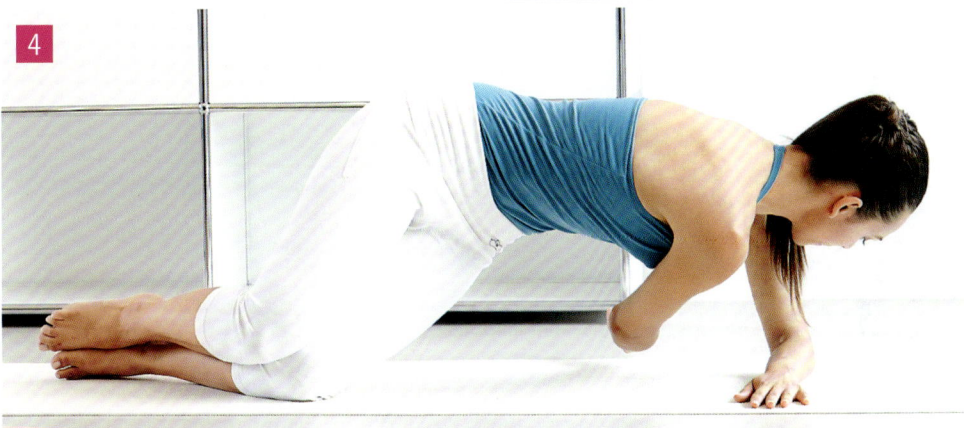

Bauch-Programme für AnfängerInnen

Programm 1

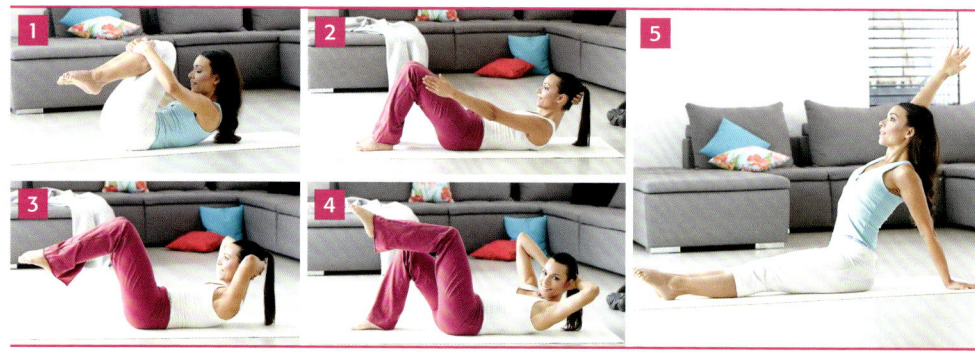

Programm 2

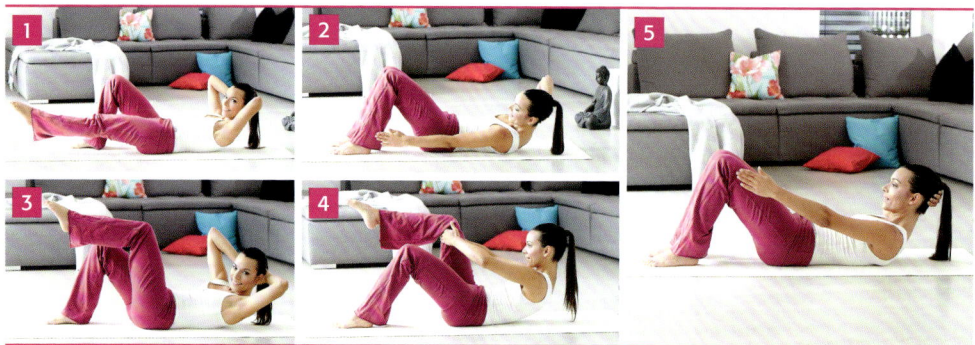

Programm 3

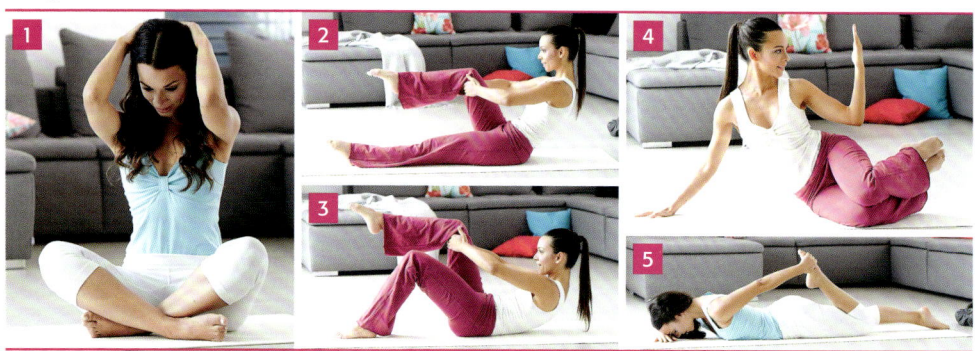

Bauch-Programme für Fortgeschrittene

Programm 1

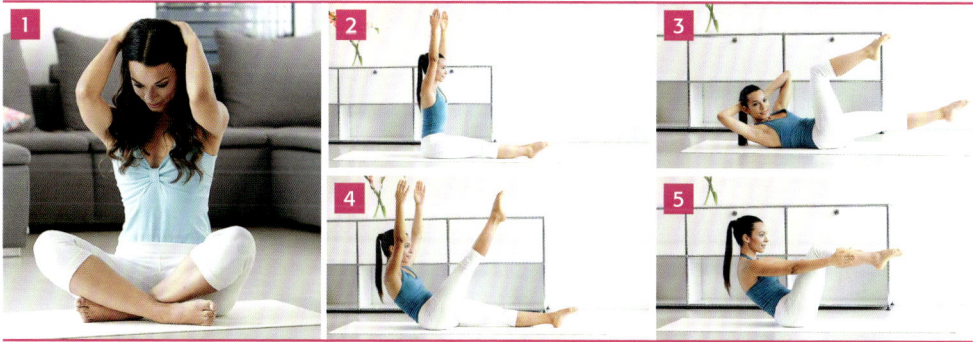

Programm 2

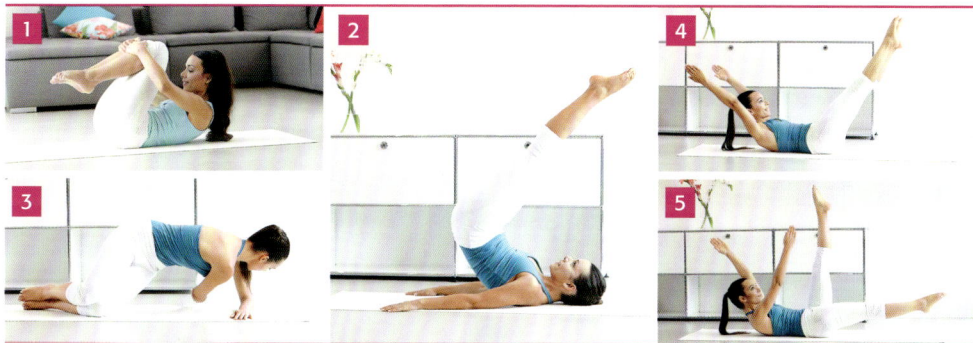

Programm 3

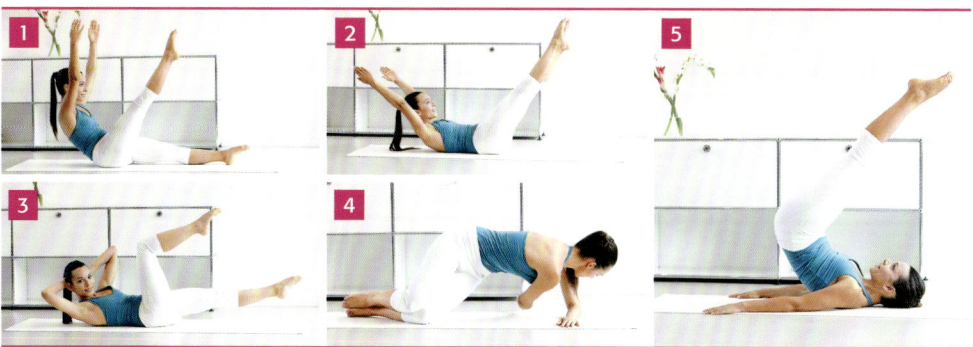

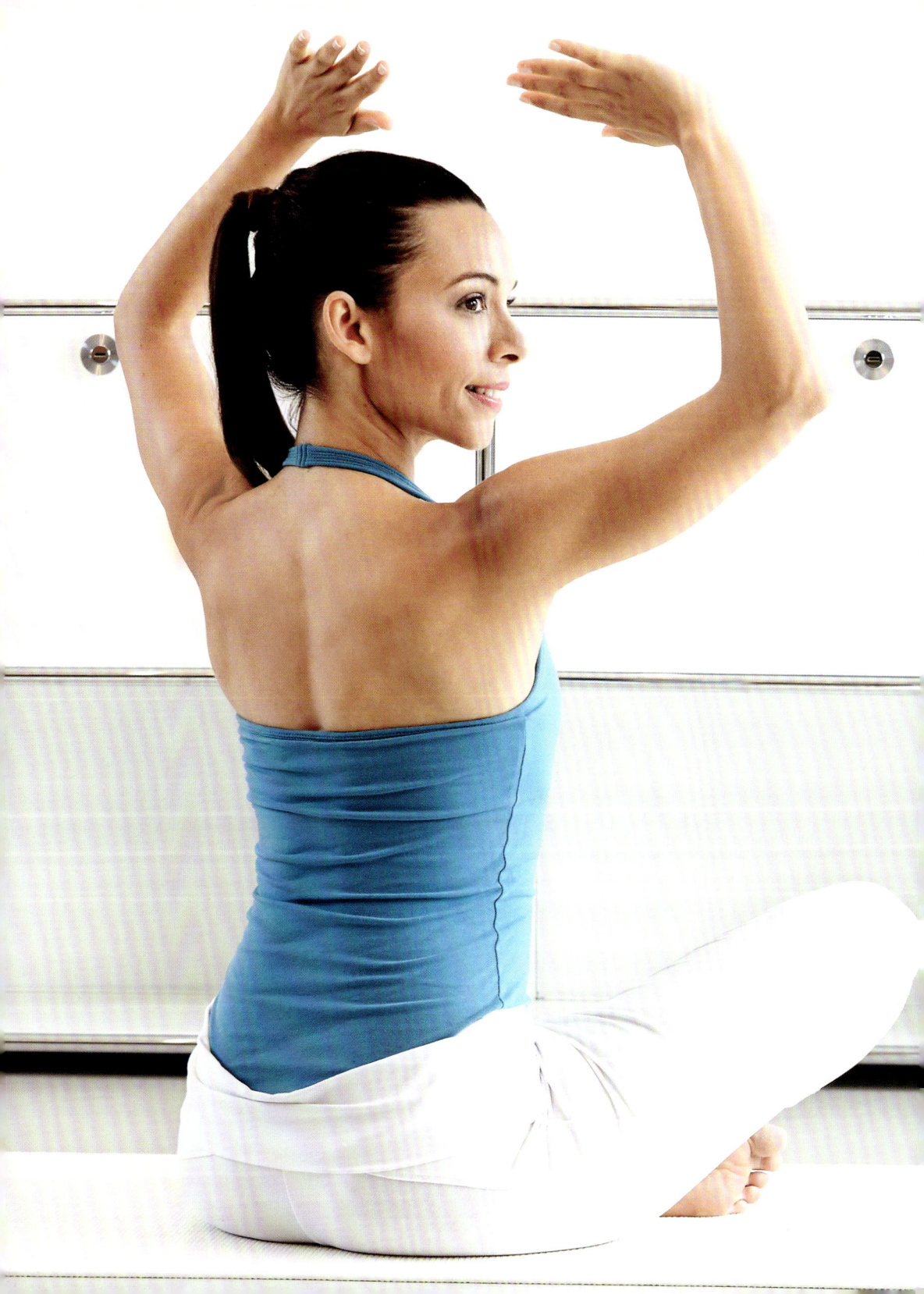

Rücken

Mal ehrlich, wie viele Leute kennen Sie, die sich über Rücken-
probleme beklagen? Reihen Sie sich nicht in die Reihe der
Klagenden ein, sondern unterstützen Sie Ihren Rücken mit
kräftigenden Übungen. Sie werden staunen, wie viele Muskeln
Sie im Rücken haben!

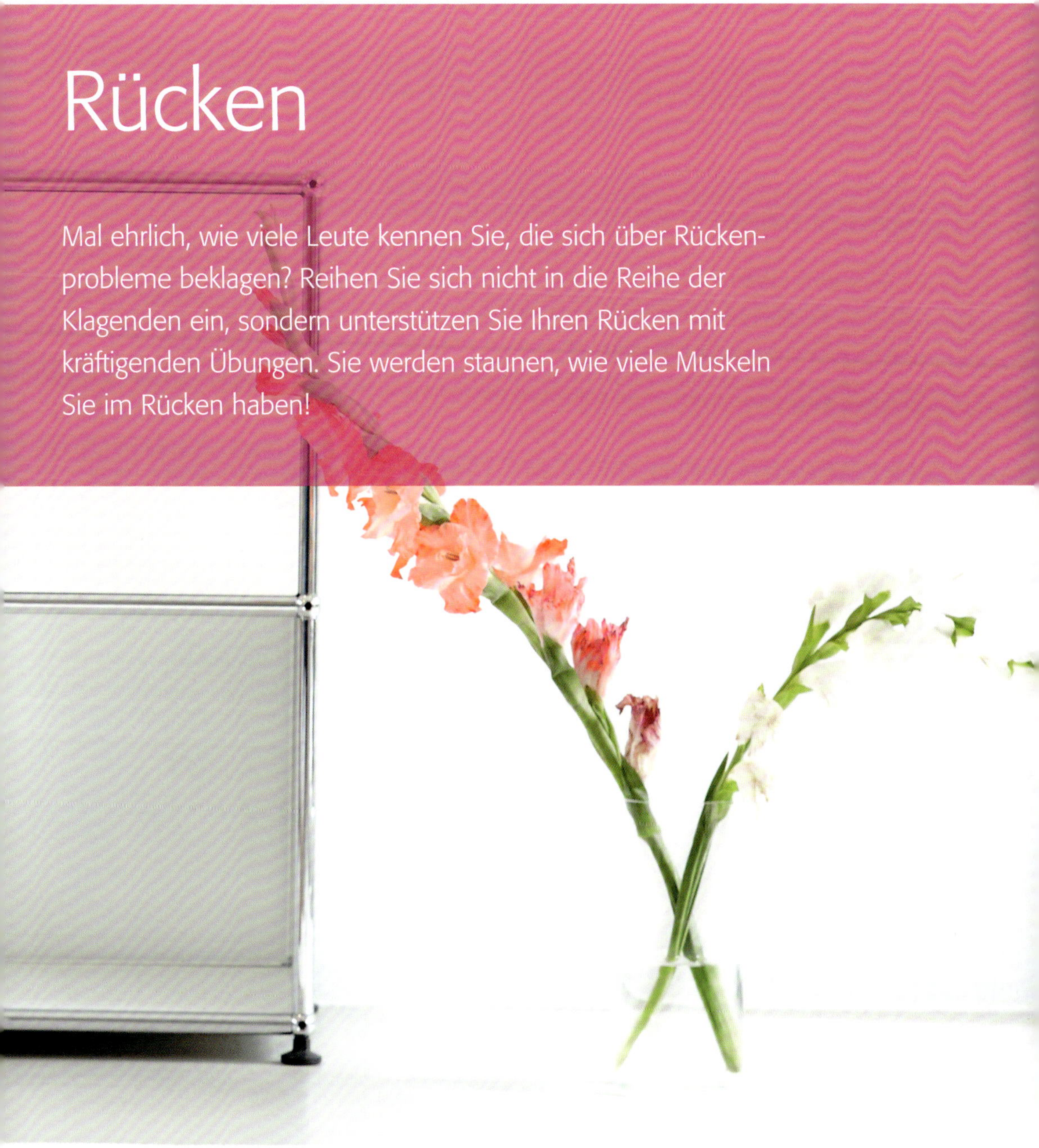

Warm-up

Jetzt geht es Ihnen an den Rücken. Diese Warm-up-Übungen sind echte Klassiker, die Sie sicher kennen.

Genuss-Streckung

1 Ausgangsposition
Im Schneidersitz strecken Sie die Arme mit verzahnten Fingern hoch, Handflächen oben.

2 Los geht's!
Atmen Sie ein. Beim Ausatmen neigen Sie den Oberkörper zur Seite. Beim Einatmen kommen Sie zurück in die Ausgangsposition. Beim nächsten Ausatmen wechseln Sie die Richtung.

Wiederholen Sie die Übung 6- bis 10-mal.

Katzenbuckel

3 Ausgangsposition
Stellen Sie sich im Vierfüßlerstand auf. Die Knie sind hüftbreit, die Arme schulterbreit geöffnet. Die Füße liegen flach am Boden.

4 Los geht's!
Beim Einatmen machen Sie bewusst Ihren Rücken lang und gerade. Beim Ausatmen rollen Sie sich vom Becken beginnend in einen Katzenbuckel ein, bis Sie als Letztes Ihr Kinn in Richtung Brust ziehen. Beim Einatmen lösen Sie die Rundung wieder und machen sich lang.

Dies ist meine Lieblingsübung – machen Sie sie, so oft Sie wollen!

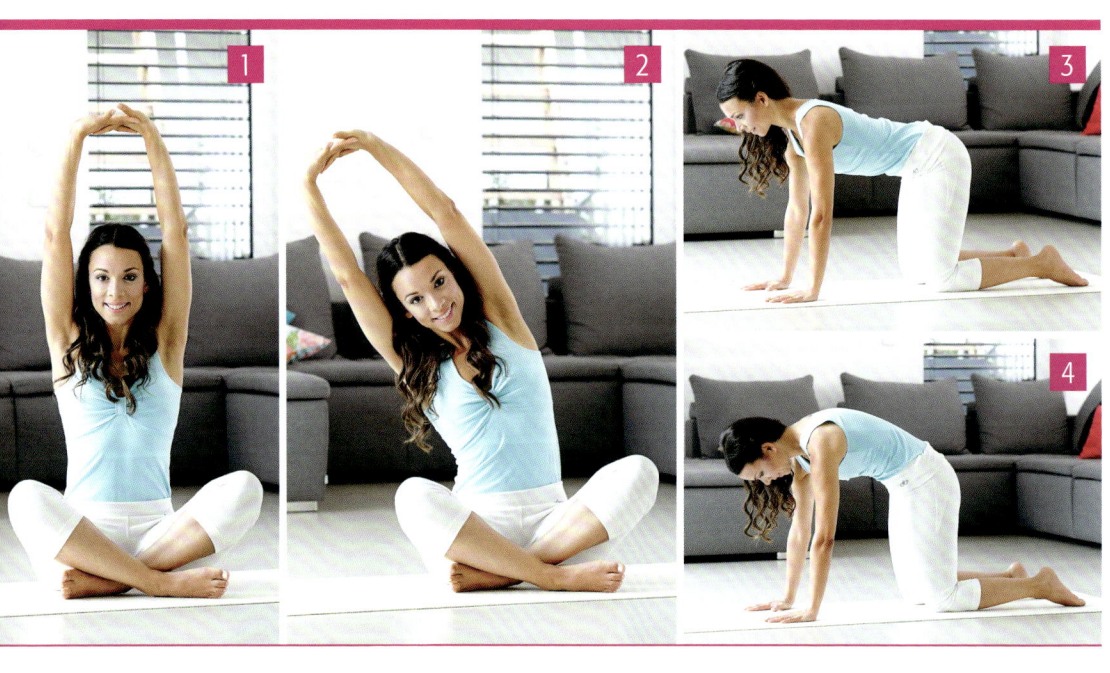

Cool-down

Gönnen Sie Ihrem Rücken (und sich selbst!) nach diesem Training ein bisschen Zeit, um sich zu beruhigen. Falls sich Ihr Rücken in den nächsten Tagen komisch anfühlt, wundern Sie sich nicht: Das bedeutet nur, dass Sie Ihre Muskeln aktiviert haben.

Faule Windung

5 Ausgangsposition
Legen Sie sich auf den Rücken und stellen Sie die Beine auf. Legen Sie die Knie zur linken Seite ab, der Rücken bleibt am Boden. Breiten Sie die Arme lang zur Seite aus. Die Handflächen zeigen nach unten. Achten Sie darauf, dass Ihr Rücken und die Schulterblätter entspannt sind.

Los geht's!
Tun Sie gar nichts. Atmen Sie einfach nur ruhig und genießen Sie die Entspannung. Anschließend wechseln Sie die Seite und genießen weiter. Sie haben es sich verdient!

Schaukeln

6 Ausgangsposition
Legen Sie sich auf den Rücken und ziehen Sie die Beine angewinkelt zur Brust. Umarmen Sie die Knie mit den Armen.

Los geht's!
Schaukeln Sie die Beine hin und her. Das darf ruhig Spaß machen. Lachen Sie mal!

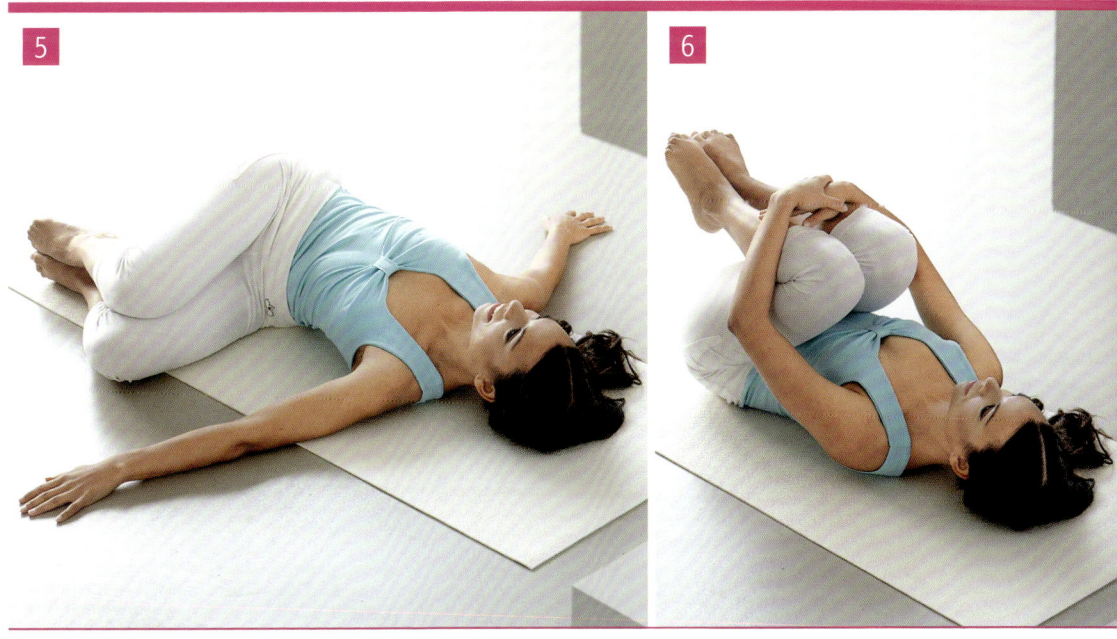

Übungen für AnfängerInnen

Mit den Rückenübungen unterstützen Sie auch Ihre eigene Haltung im Alltag. Besonders wenn Sie viel am Schreibtisch sitzen, ist es wichtig, den Rücken zu stärken, damit Sie in Zukunft nicht mehr so leicht zusammensacken – weder im Sitzen, noch im Stehen!

Fersensitz

1 Ausgangsposition
Setzen Sie sich in aufrechter Haltung auf die Fersen. Neigen Sie den Oberkörper mit geradem Rücken nach vorne. Der Kopf bildet die Verlängerung des Oberkörpers, der Blick geht auf den Boden. Heben Sie das Gesäß leicht an. Mit den Armen formen Sie ein U, mit dem sie den Kopf einrahmen.

Bei dieser Übung ist es sehr wichtig, nicht ins Hohlkreuz zu fallen. Indem Sie die Schultern aktiv nach unten ziehen, vermeiden Sie Verspannungen im Schulterbereich.

2 Los geht's!
Beim Einatmen wölbt sich der Bauch. Beim Ausatmen ziehen Sie den Bauchnabel nach innen und strecken die Arme nach vorne oben. Die Schulterblätter bleiben unten.
Vergiss es bitte nie:
Schultern von den Ohren zieh'!

Beim Einatmen wiederholen Sie die Übung, insgesamt 8- bis 10-mal.

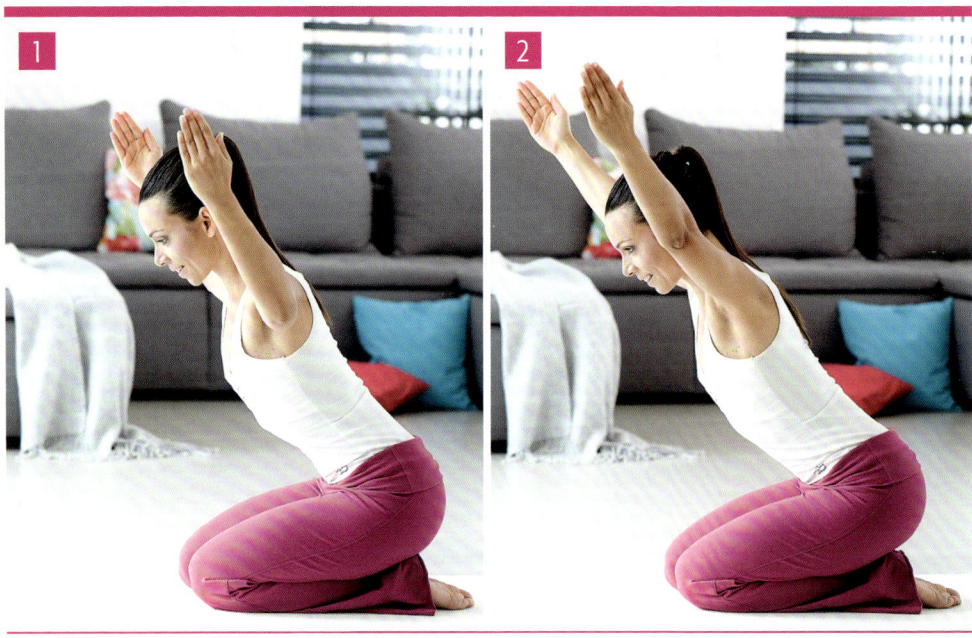

Dehndrehung

3 Ausgangsposition

Setzen Sie sich im Schneidersitz hin, das rechte Bein ist vorn. Die Arme sind nach vorn angehoben, die Mittelfinger berühren einander. Stellen Sie sich vor, dass Sie einen großen Ball halten. Ihr Blick ist auf die Handflächen gerichtet. Achten Sie darauf, dass Ihr Gewicht gleichmäßig auf die Sitzknochen verteilt ist und senken Sie die Schulterblätter Richtung Hosentaschen.

4 + 5 Los geht's!

Beim Einatmen verlängern Sie bewusst Ihre Wirbelsäule, sodass der Nacken sich ganz lang anfühlt.

Beim Ausatmen aktivieren Sie Ihr Powerhouse und drehen sich Wirbel für Wirbel wie eine

Achten Sie darauf, dass Ihr Becken sich nicht bewegt, d.h. Ihre Sitzknochen bleiben fest am Boden, ohne sich seitlich mitzudrehen.
Die Übung versteht,
wer das Becken nicht dreht!

Spirale nach rechts. Dabei ziehen Sie die Arme diagonal nach oben und strecken Sie aus. Beim Einatmen kommen Sie in die Ausgangsposition zurück.

Wiederholen Sie die Übung 6- bis 8-mal in die gleiche Richtung. Anschließend bringen Sie das linke Bein nach vorn im Schneidersitz und drehen sich nach links. Dies wiederholen Sie ebenfalls 6- bis 8-mal.

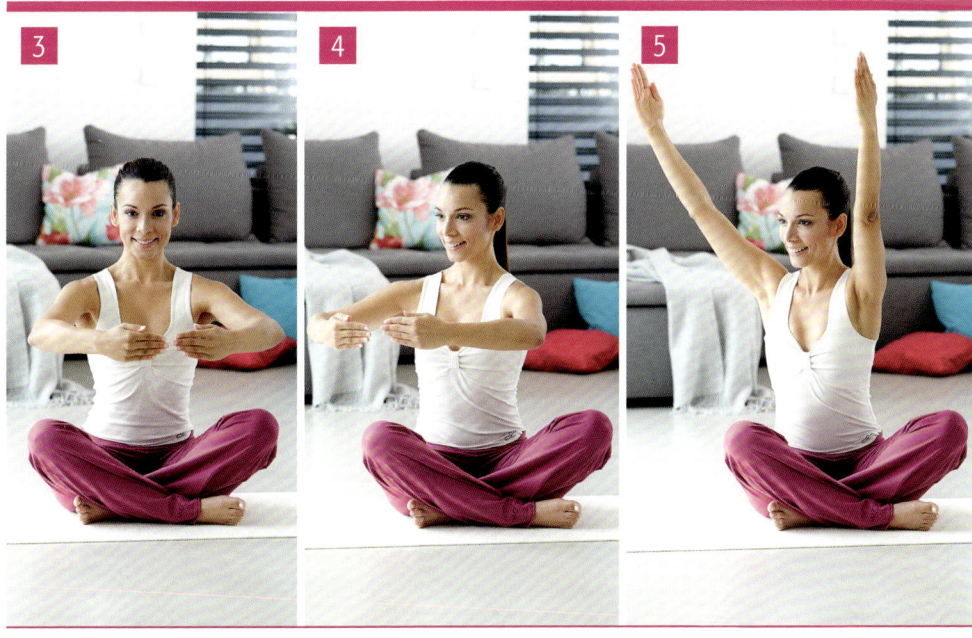

Wirbelsäulendehnung

1 Ausgangsposition

Setzen Sie sich aufrecht hin. Die Beine sind lang ausgestreckt oder leicht angewinkelt. Die Füße sind point. Strecken Sie die Arme auf Schulterhöhe nach vorn aus. Achten Sie darauf, dass Sie Ihr Gewicht gleichmäßig auf die Sitz- knochen verteilen.

Ob Sie die Beine ausstrecken oder leicht anwinkeln, können Sie von Ihrem eigenen Wohlbefinden abhängig machen. Für den Anfang reicht es, sich auf den Rücken zu konzentrieren und die Beine außen vor zu lassen. Je länger Sie Pilates machen, desto leichter wird es Ihnen fallen, die Beine auszustrecken.

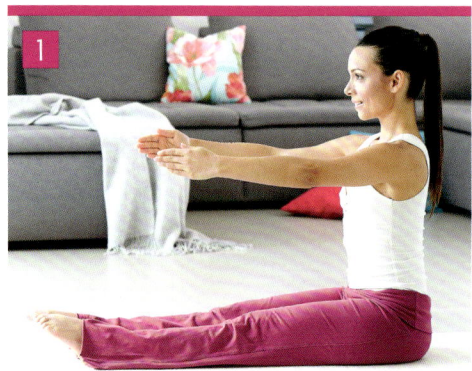

2 Los geht's!

Beim Einatmen verlängern Sie die Wirbelsäule. Beim Ausatmen rollen Sie sich Wirbel für Wirbel über einen imaginären Wasserball nach vorn, sodass Ihre Wirbelsäule einen langen Bogen beschreibt.
Beim Einatmen richten Sie sich wieder auf.

Wiederholen Sie die Übung 8- bis 10-mal.

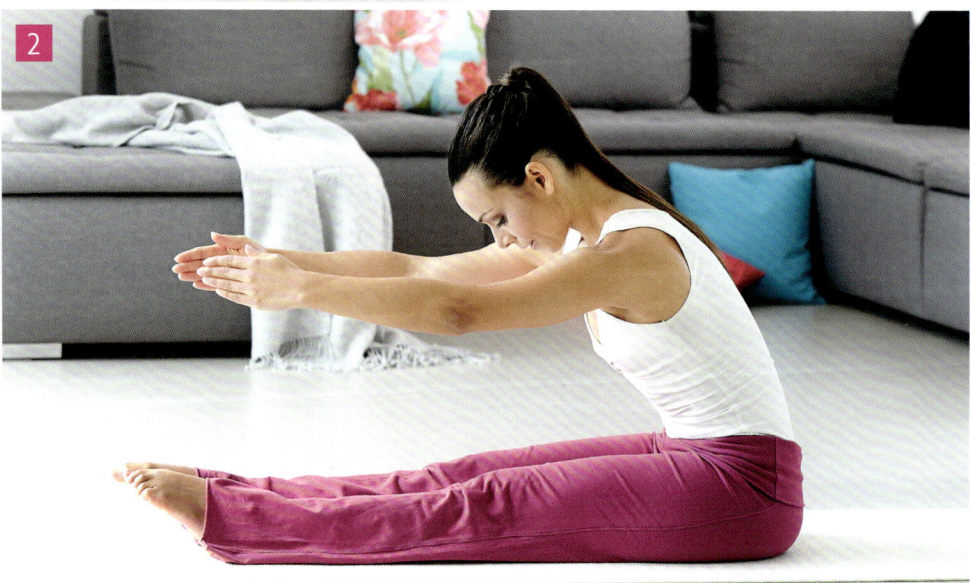

Wippe

Klingt leichter, als es ist! Die Wippe erfordert große Konzentration und ein sehr aktives Powerhouse.

3 Ausgangsposition

Setzen Sie sich mit aufgestellten Beinen hin und lehnen Sie sich nach hinten, sodass der Gewichtsschwerpunkt hinter den Sitzknochen liegt. Das Becken ist eingerollt, die Bauchdecke ausgehöhlt und fest angespannt. Fassen Sie Ihre Beine unterhalb der Knie an und machen Sie Ihren Rücken in einem langen Bogen rund. Die Schultern bleiben unten!

Heben Sie die Füße point vom Boden ab.

4 Los geht's!

Beim Einatmen rollen Sie sich nach hinten, höchstens bis zu den Schulterblättern.

Bei dieser Übung dürfen Sie sich so richtig fallen lassen. Das heißt aber nicht, dass Sie unkontrolliert durch die Gegend plumpsen sollen. Schön langsam rollen Sie hin und her, wie eine große, schwere Kugel.
Bei Pilates ist wichtig:
Langsam ist richtig!

Beim Ausatmen aktivieren Sie das Powerhouse so stark Sie können und kommen wieder hoch in die Ausgangsposition.
Die Beine bleiben in ihrer Position fixiert, so gut es geht. Ein wenig größer darf der Winkel vom Knie aber werden.

Ich weiß, Sie wollen nicht mehr aufhören – aber 6- bis 8-mal reicht!

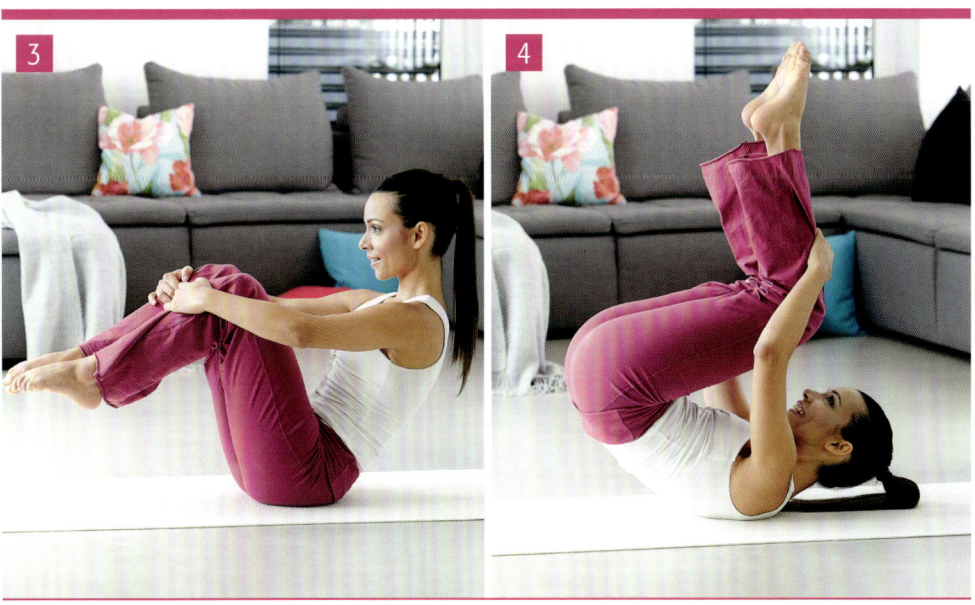

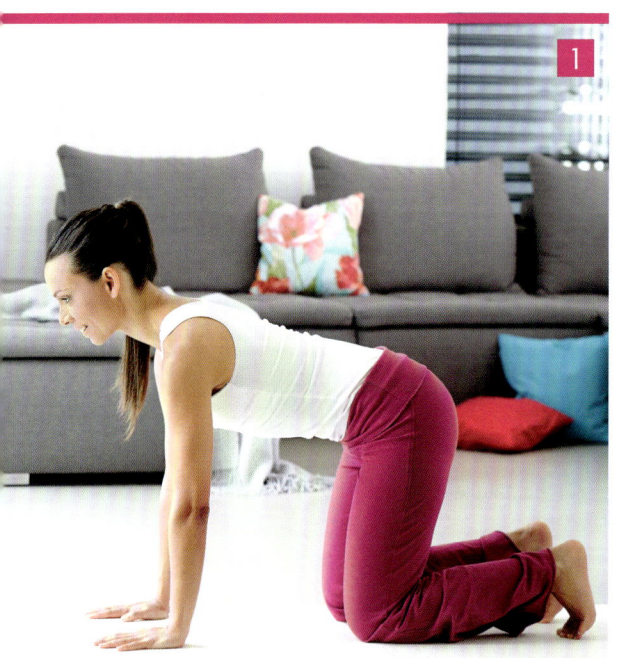

Schwebender Vierfüßler

Bei Tausendfüßlern befinden sich immer einige Beine in der Luft, wenn sie gehen. Wir üben das mal im Stillstand.

1 Ausgangsposition

Begeben Sie sich in den Vierfüßlerstand. Ihre Hände sind schulterbreit, Ihre Knie hüftbreit geöffnet, sodass eine Faustlänge zwischen die Knie passt. Der Rücken ist gerade, der Kopf bildet die Verlängerung des Rückens. Sie blicken also schräg vor sich auf den Boden. Wirbelsäule und Becken befinden sich in der neutralen Position. Die Zehen sind aufgestellt.

2 Los geht's!

Beim Einatmen stellen Sie sich vor, dass Sie die Sitzknochen nach hinten zur Wand bringen, während Ihr Scheitel nach vorn strebt.
Beim Ausatmen aktivieren Sie Ihr Powerhouse und heben beide Knie ein paar Zentimeter vom Boden ab.
Beim Einatmen kommen Sie zurück in die Ausgangsposition.

Wiederholen Sie die Übung 6- bis 8-mal.

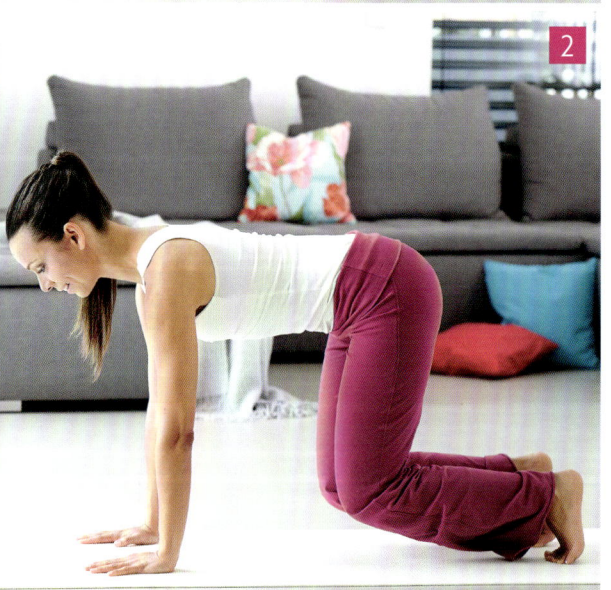

Stellen Sie sich vor, dass Sie mit der Wand vor und hinter Ihnen durch einen Faden verbunden sind. Vorne zieht der Faden an Ihrem Scheitel, sodass Sie den Kopf nicht hängenlassen. Hinten zieht der Faden an den Sitzknochen, sodass der Rücken gerade bleibt.
Vorn und hinten einen Faden?
Das kann mir bestimmt nicht schaden.

Umgekehrte Banane

Wer möchte schon eine normale Banane sein? Der Trend geht in die andere Richtung!

3 Ausgangsposition

Legen Sie sich auf den Bauch. Die Beine sind lang ausgestreckt. Rollen Sie das Becken ein und drücken Sie das Schambein in den Boden. Die Lendenwirbelsäule im unteren Rücken fühlt sich ganz lang an. Legen Sie die Hände neben die Schultern. Die Oberarme bleiben eng am Körper. Heben Sie das Gesicht leicht vom Boden ab, ohne den Kopf nach hinten zu biegen. Der Nacken bleibt lang.

4 Los geht's!

Beim Einatmen strecken Sie die Wirbelsäule. Nacken und Beine werden ebenfalls lang.

Rollen Sie das Becken ein, um nicht ins Hohlkreuz zu verfallen. Der Nacken bleibt lang! Der Rücken arbeitet ebenso mit wie die Arme.
Becken rund – Rücken gesund!

Beim Ausatmen pressen Sie die Hände leicht in den Boden und heben den Oberkörper von der Brustwirbelsäule aus Stück für Stück bis zur untersten Rippe an, sodass Ihr Rücken eine Kurve beschreibt. Der Blick bleibt Richtung Boden gerichtet.
Beim Einatmen kommen Sie zurück in die Ausgangsposition.

Wiederholen Sie die Übung 6- bis 8-mal.

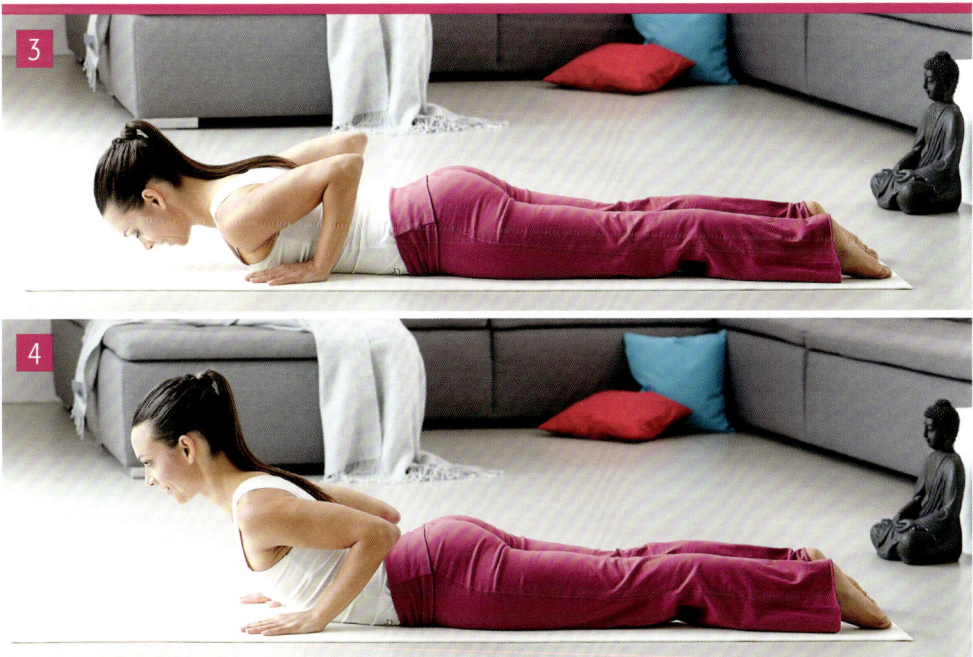

TrockenschwimmerIn

Achtung! Probieren Sie das Pilates-Schwimmen lieber nicht im Schwimmbad aus. Man könnte Sie für verrückt erklären.

1 Ausgangsposition

Legen Sie sich auf den Bauch. Die Beine sind lang ausgestreckt und hüftbreit geöffnet.
Rollen Sie das Becken ein und drücken Sie das Schambein in die Matte. Die Lendenwirbelsäule fühlt sich ganz lang an.
Legen Sie Ihre Stirn auf die flachen Hände. Der Nacken ist lang, die Schultern sind weit von den Ohren entfernt. Spüren Sie, ob Sie richtig gerade liegen.

2 Los geht's!

Beim Einatmen strecken Sie sich ordentlich, sodass Wirbelsäule, Nacken und Beine lang werden.

Beim Ausatmen öffnen Sie die Arme und strecken Sie nach vorn aus.

3 Bringen Sie die Arme über die Seite nach außen. Heben Sie das Brustbein an und bringen Sie die Arme noch weiter an den Körper heran. Die Handflächen zeigen zur Hosennaht. Heben Sie gleichzeitig den Brustkorb und die Beine weiter an.

Wiederholen Sie die Übung 6- bis 8-mal.

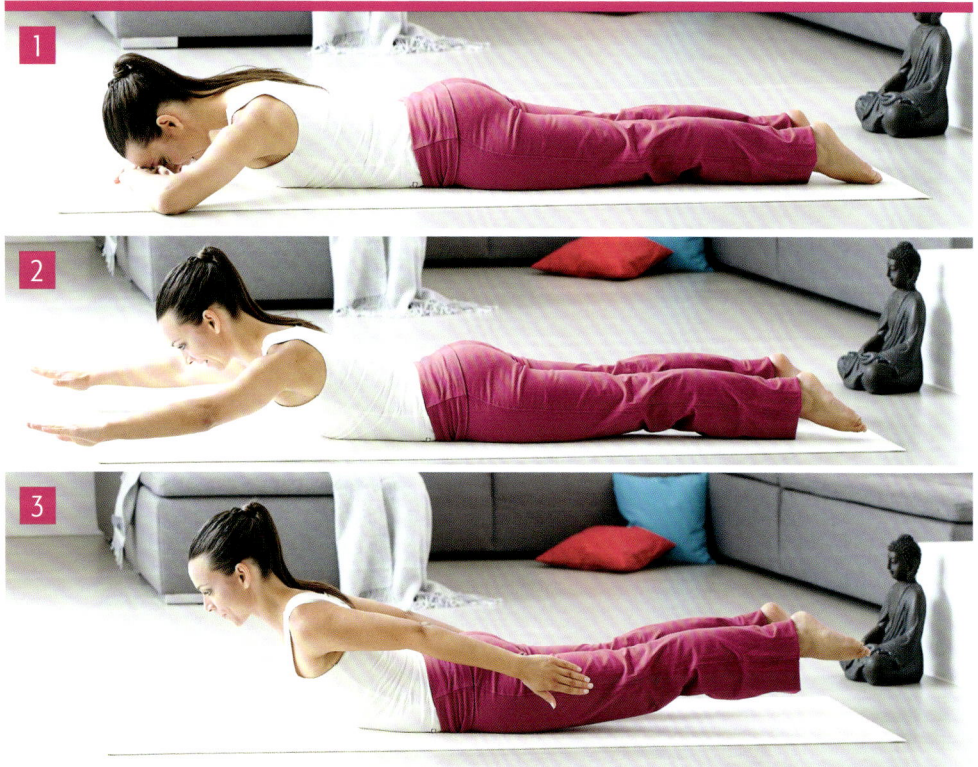

Fisch

4 Ausgangsposition

Legen Sie sich auf den Bauch. Die Beine sind lang ausgestreckt, das Becken eingerollt. Das Schambein drückt sich fest in den Boden. Die Lendenwirbelsäule ist lang.
Legen Sie die Hände an den Hinterkopf, die Ellenbogen auf Schulterhöhe angehoben. Heben Sie das Gesicht und das Brustbein vom Boden weg, den Blick auf den Boden gerichtet.

5 Los geht's!

Beim Einatmen verlängern Sie den Nacken und strecken Sie die Beine lang aus.

> Halten Sie das Becken und den Nacken ruhig. Nur der Oberkörper arbeitet! Stellen Sie sich vor, dass Ihr Oberkörper ein Gelenk ist, während der Rest des Körpers steif ist.

Beim Ausatmen neigen Sie den Oberkörper nach links. Beim Einatmen kommen Sie zurück zur Mitte.
Beim nächsten Ausatmen neigen Sie den Oberkörper nach rechts.

Wiederholen Sie die Übung im Wechsel, insgesamt 6- bis 8-mal.

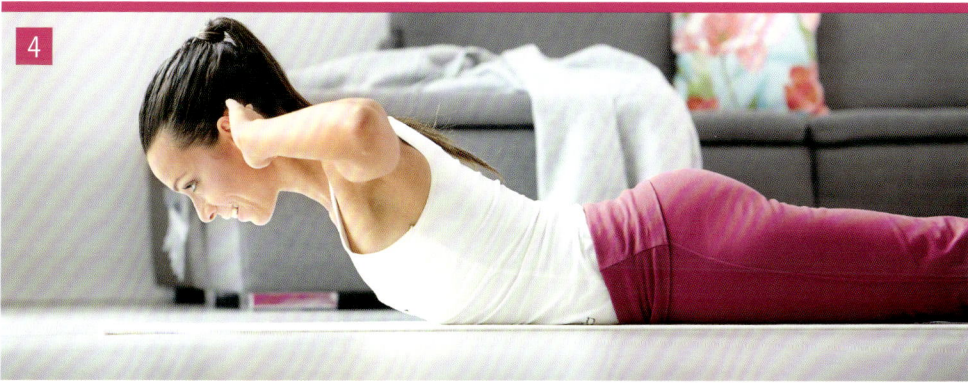

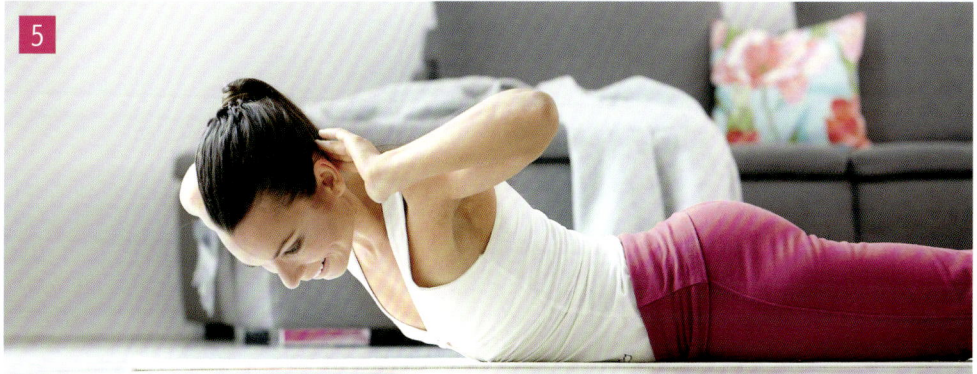

Übungen für Fortgeschrittene

Schunkelnde Meerjungfrau

Die Meerjungfrau kennen wir schon von den einfachen Bauchübungen. Sie blickt aber nicht immer nur in den Spiegel – manchmal schunkelt sie auch langsam vor sich hin. Und natürlich sitzt sie dabei nicht so, wie Sie es sollen!

1 Ausgangsposition

Sie sitzen im Z-Sitz, d.h. das rechte Bein liegt im rechten Winkel vorn, während das linke Bein nach hinten abgewinkelt ist. Die linke Hand ruht auf dem linken Unterschenkel. Ihre Sitzknochen sind fest im Boden verankert. Mit der rechten Hand stützen Sie sich leicht am Boden ab.

2 Los geht's!

Beim Einatmen ziehen Sie sich in die Länge und verlängern die Wirbelsäule.

Beim Ausatmen neigen Sie den Oberkörper nach links und strecken den rechten Arm lang über den Kopf.
Beim Einatmen kommen Sie zurück in die Ausgangsposition.

3

Beim Ausatmen neigen Sie sich nach rechts und beugen den rechten Arm. Der Ellenbogen zeigt zum Körper. Schieben Sie die linke Hüfte und die Sitzknochen aktiv in den Boden und strecken Sie den linken Arm ganz weit über den Kopf.
Beim Einatmen kommen Sie wieder zurück in die Ausgangsposition.

Wiederholen Sie die Übung 6- bis 10-mal. Wechseln Sie dann die Beine und wiederholen Sie die Übung zur anderen Seite.

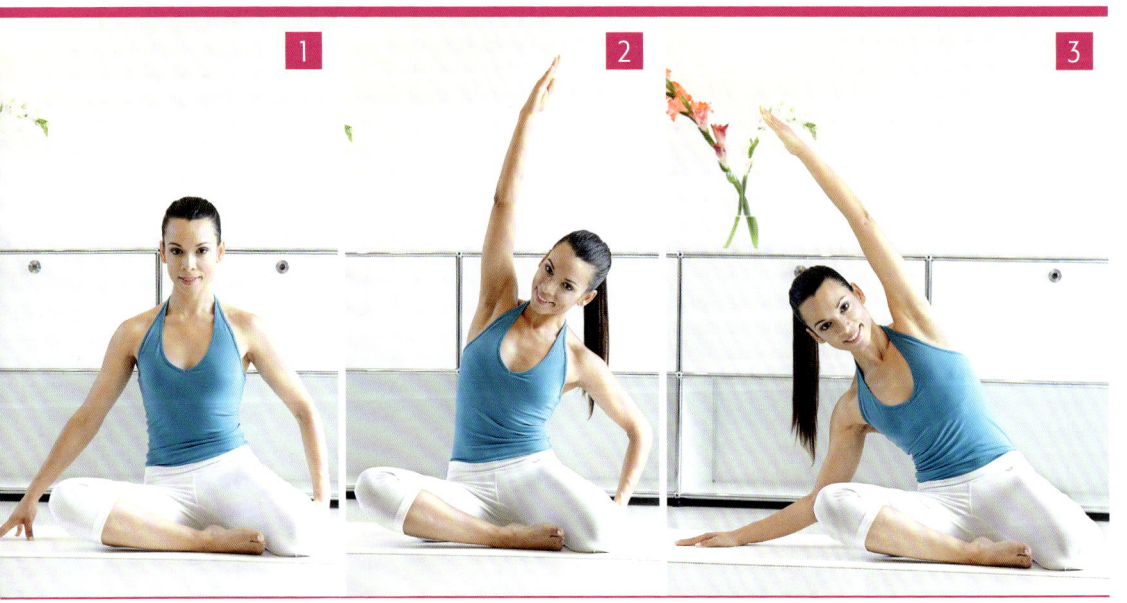

Säge

4 Ausgangsposition

Setzen Sie sich mit lang ausgestreckten, ge-
grätschten Beinen hin. Die Füße sind point oder
flex. Heben Sie die Arme seitlich ausgestreckt
auf Schulterhöhe an. Das Gewicht lagert gleichmäßig auf den Sitzknochen, der Rücken ist aufrecht.

5 + 6 Los geht's!

Beim Einatmen verlängern Sie die Wirbelsäule.
Der Nacken ist lang. Schieben Sie das Kinn
leicht zum Brustbein zurück. Die Schultern
sind tief.

Beim Ausatmen drehen Sie den Oberkörper
nach links und beugen sich nach vorne über
das linke Bein, sodass sich die Wirbelsäule
gleichmäßig rundet. Der linke Arm geht nach
hinten, der rechte Arm vor zum linken Fuß.
Mit dem Blick folgen Sie dem linken Arm.
Die Schultern rotieren nach innen.
Beim Einatmen kommen Sie zur Mitte zurück.
Beim nächsten Ausatmen wiederholen Sie die
Übung nach rechts.

»Sägen« Sie abwechselnd weiter, insgesamt
8- bis 10-mal pro Seite.

> Die Wirbelsäule beschreibt ein langes C,
> das Becken bleibt fest am Boden – pas-
> sen Sie auf, dass sich die Gegenseite der
> Hüfte nicht hebt! Und:
> *Vergiss es bitte nie:*
> *Schultern von den Ohren zieh'!*

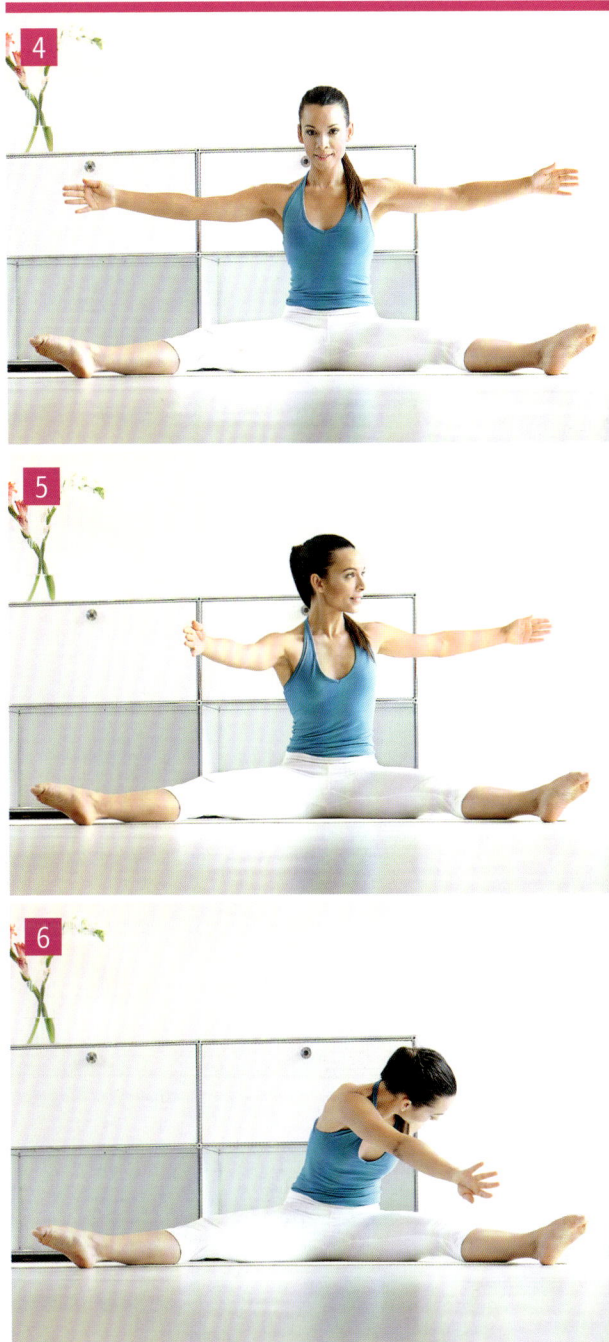

Springende Katze

1 Ausgangsposition

Kommen Sie in den Vierfüßlerstand. Hand, Ellenbogen und Schulter sind gut zueinander ausgerichtet: Die Schultern sind tief, die Ellenbogen nach innen rotiert. Die Arme sind schulterbreit geöffnet, die Fingerspitzen zeigen nach vorne. Der Kopf bildet die Verlängerung der Wirbelsäule.

2 Los geht's!

Beim Einatmen machen Sie sich lang im Rücken.

Achten Sie darauf, dass Sie einen langen Bogen in Ihrer Wirbelsäule behalten. Der Kopf bildet die Verlängerung des Rückens.

Beim Ausatmen heben Sie die Knie vom Boden ab und machen gleichzeitig einen Katzenbuckel. Sie stehen auf dem Fußrücken.
Beim Einatmen kommen Sie zurück in die Ausgangsposition.

Wiederholen Sie die Übung 10- bis 12-mal.

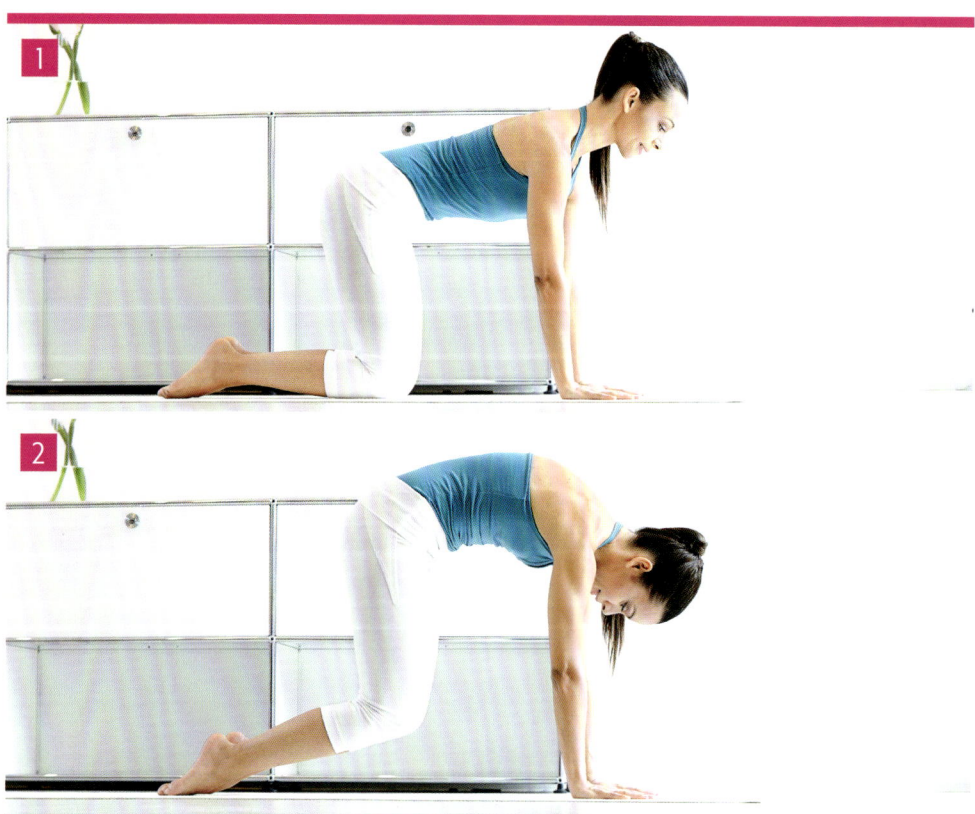

ProfischwimmerIn

Bitte trotzdem nicht im Wasser probieren!

3 Ausgangsposition

Legen Sie sich auf den Bauch, die Beine lang ausgestreckt. Rollen Sie das Becken ein und drücken Sie das Schambein in den Boden, sodass die Lendenwirbelsäule sich richtig lang anfühlt.

Heben Sie Arme und Beine lang ab. Die Handflächen zeigen zueinander. Die Schultern ziehen von den Ohren weg, die Füße sind lang ausgestreckt. Heben Sie die Bauchdecke nach innen oben an.

Halten Sie Becken und Oberkörper ruhig, nur Arme und Beine bewegen sich. Das aktive Powerhouse ist unerlässlich.
Bauch rein – Powerhouse ein!

4 + 5 Los geht's!

Machen Sie sich beim Einatmen ganz lang. Beim Ausatmen schließen Sie die Rippen und strampeln vorsichtig mit den Armen und Beinen schneller als Sie atmen.

»Schwimmen« Sie 10 bis 12 Atemzüge weiter.

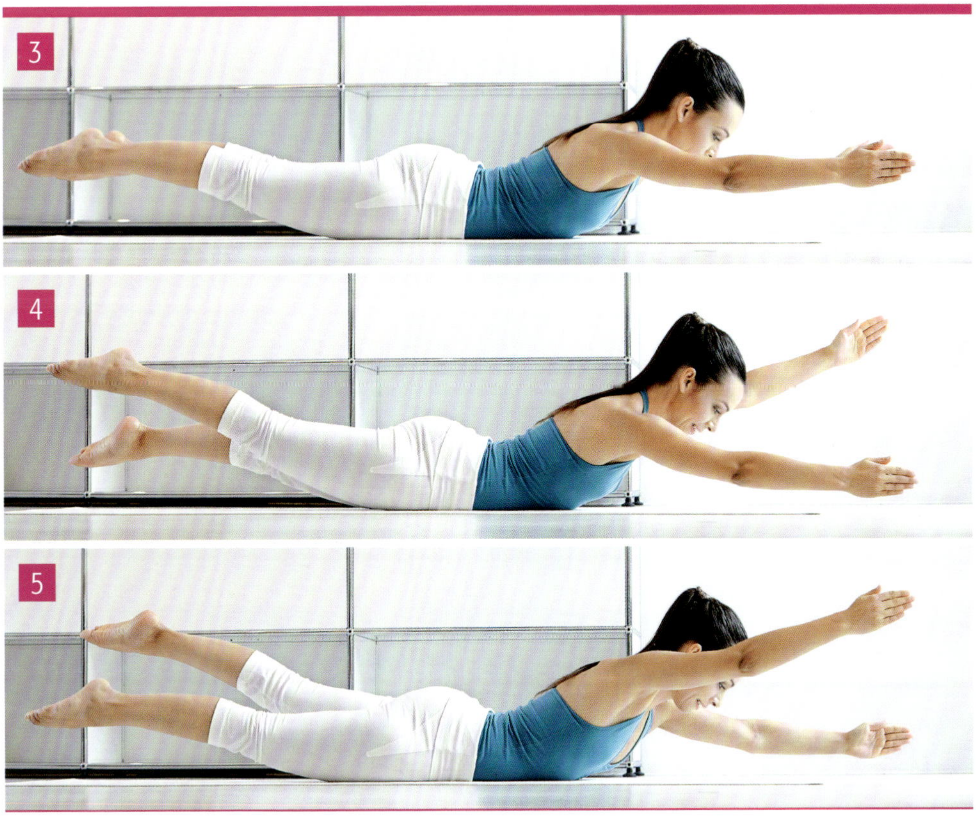

Der neugierige Schwan

1 Ausgangsposition

Legen Sie sich auf den Bauch und strecken Sie
die Beine lang aus. Rollen Sie das Becken ein
und drücken Sie das Schambein in den Boden,
sodass die Lendenwirbelsäule schön lang wird.
Legen Sie die Hände neben die Schultern.
Die Oberarme liegen eng am Körper an. Der
Nacken ist lang, Gesicht und Brustbein sind
etwas angehoben. Die Wirbelsäule bleibt in
einem harmonischen C-Bogen, der Kopf bildet ihre Verlängerung.

2 Los geht's!

Beim Einatmen machen Sie sich lang.
Beim Ausatmen drücken Sie langsam die
Hände in den Boden und richten den Ober-
körper mit stabilem Rücken auf, bis sich in
seiner Verlängerung die Oberschenkel vom
Boden abheben und die Arme gestreckt sind.
Die Knie bleiben am Boden.
Halten Sie die Stellung beim Einatmen.
Beim Ausatmen beugen Sie die Arme wieder,
Ellenbogen bleiben eng am Körper.

Wiederholen Sie die Übung 10- bis 12-mal.

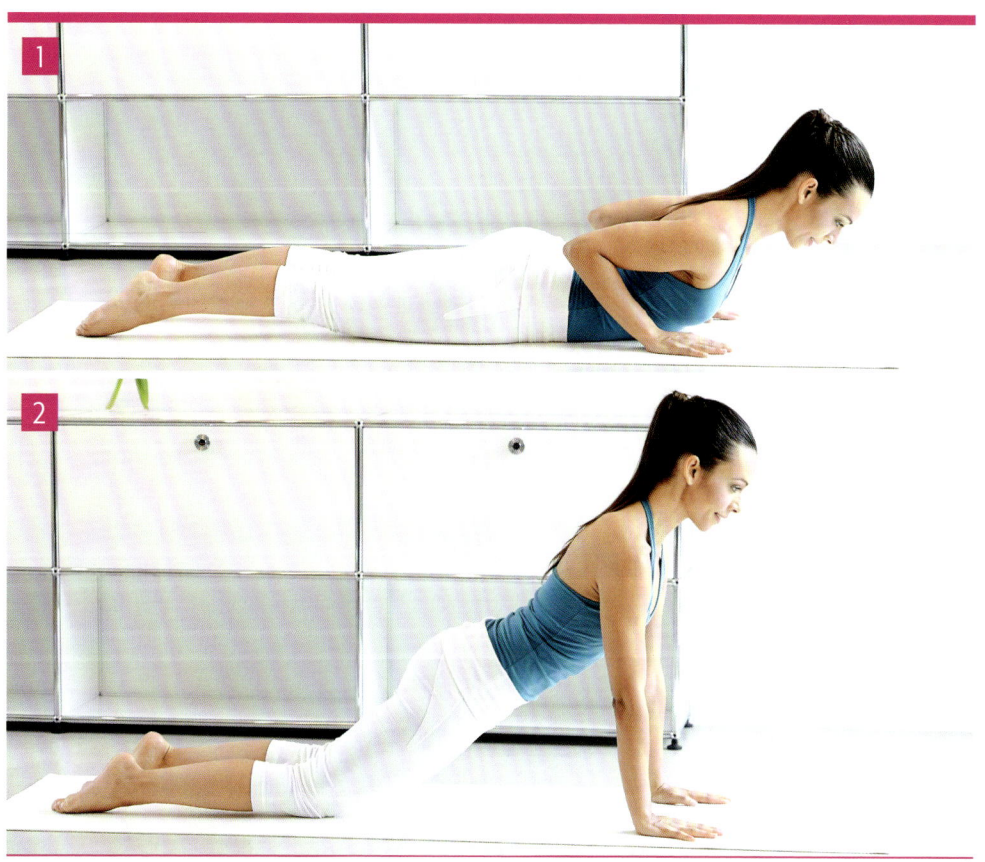

Bogen

Es kommt nicht von ungefähr, dass Bogen-
schießen eine olympische Disziplin ist. Der
Bogen hat es wirklich in sich!

3 Ausgangsposition

Legen Sie sich auf den Bauch. Die Beine
sind lang ausgestreckt, das Becken eingerollt.
Drücken Sie das Schambein in den Boden.
Die Lendenwirbelsäule ist ganz lang.
Legen Sie die Stirn auf Ihre flachen Hände.
Der Nacken ist lang, die Schultern tief. Die
Füße sind point.

4 + 5 Los geht's!

Atmen Sie ein. Beim Ausatmen heben Sie
den Brustkorb und beginnen, langsam die
Beine anzuwinkeln. Mit den Armen kreisen
Sie in der Luft von vorne über die Seite
nach hinten, bis die Fingerspitzen zu den
Unterschenkeln weisen. Die Handflächen
zeigen nach innen. Heben Sie die Knie
ein wenig an.
Beim Einatmen kommen Sie in die Ausgangsposition zurück.

Wiederholen Sie die Übung 8- bis 10-mal.

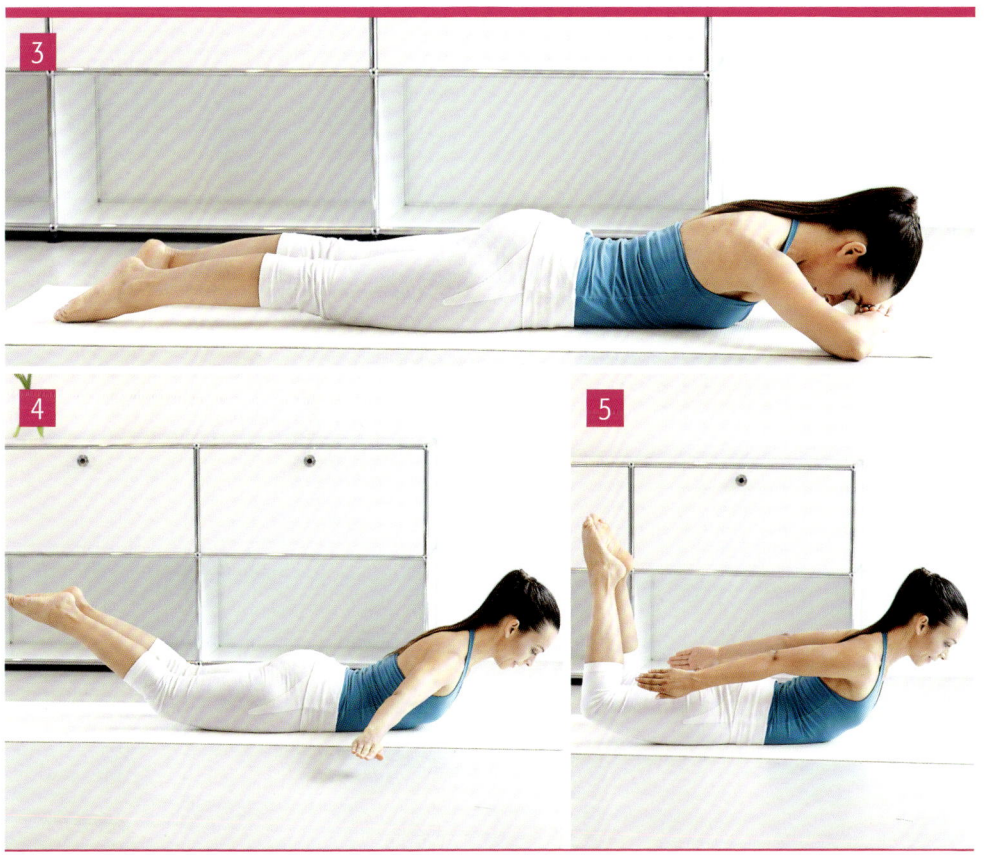

Schiebetür

1 Ausgangsposition

Legen Sie sich auf den Bauch. Stellen Sie die Zehen auf und bilden Sie mit den Armen ein Dreieck unter Ihrem Kopf, indem Sie eine Hand über die andere stülpen, die wiederum zu einer Faust geschlossen ist.

Heben Sie den Körper in einer geraden Linie vom Boden ab. Der Blick ist auf die Hände gerichtet. Verlagern Sie Ihr Gewicht nach vorn, sodass Ihre Füße auf den äußersten Zehenspitzen stehen.

2 Los geht's!

Das ist jetzt zwar schon echt anstrengend, lässt sich aber noch steigern.

Sie bewegen sich wie eine Schiebetür hin und her – und ebenso steif sind Sie auch. Hängen Sie nicht wie ein Vorhang in Brustkorb und Becken durch! Sie sind aus Holz, und das muss man auch sehen können! Und denken Sie daran:
Bei Pilates ist wichtig:
Langsam ist richtig.

Beim Einatmen strecken Sie Ihren Körper. Beim Ausatmen verlagern Sie das Gewicht nach hinten, die Fersen gen Boden.

Öffnen und schließen Sie die Schiebetür 10- bis 12-mal.

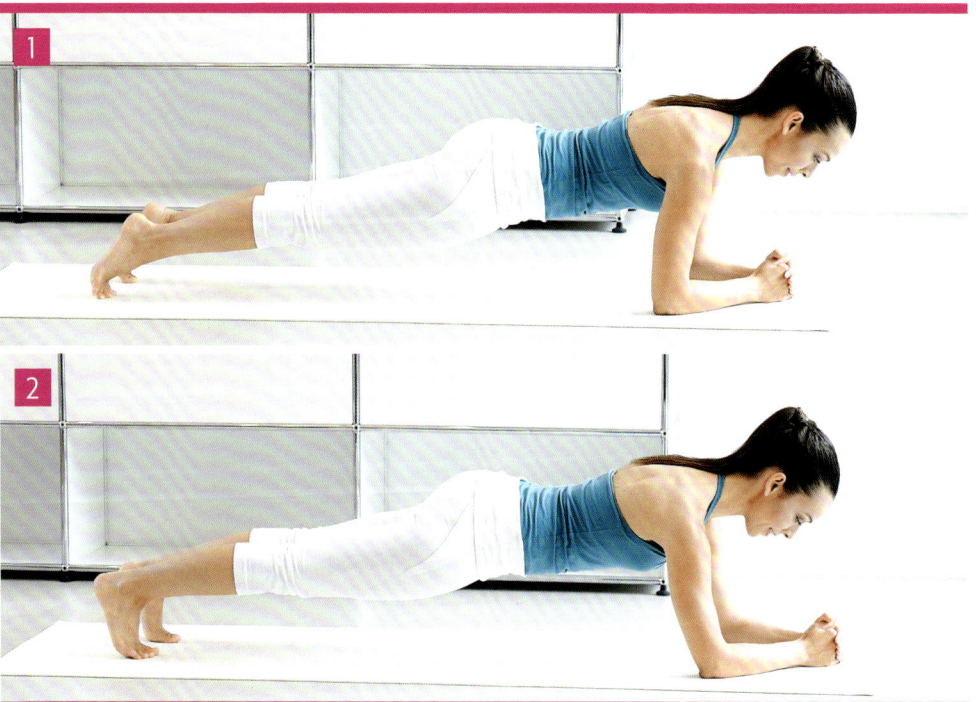

Affentanz

3 Ausgangsposition

Begeben Sie sich in den Liegestütz. Ihr Körper bildet eine gerade Linie. Die Arme sind ausgestreckt, die Hände befinden sich in einer geraden Linie unter den Schultern, die Fingerspitzen zeigen nach vorn.

4 + 5 Los geht's!

Beim Einatmen machen Sie sich richtig lang. Beim Ausatmen drücken Sie sich mit geradem Rücken nach oben, das Becken bleibt ruhig. Nun laufen Sie mit den Händen in Richtung Füße. Der Rücken bildet in der Endposition eine C-Kurve.
Beim Einatmen halten Sie die Position.

Bei dieser Übung ist Ihre volle Konzentration gefragt, wenn Sie das Gleichgewicht halten wollen. Der Wechsel vom geraden zum gerundeten Rücken sorgt für die Flexibilität der Wirbelsäule. Wichtig ist, dass Sie beim Händelaufen das Becken ruhig in einer geraden Linie halten und Sie die Schultern nicht zu den Ohren ziehen.

Beim Ausatmen gehen Sie in die Ausgangsposition zurück. Halten Sie die Position beim Einatmen.

Beim Ausatmen wiederholen Sie die Übung, insgesamt 8- bis 10-mal.

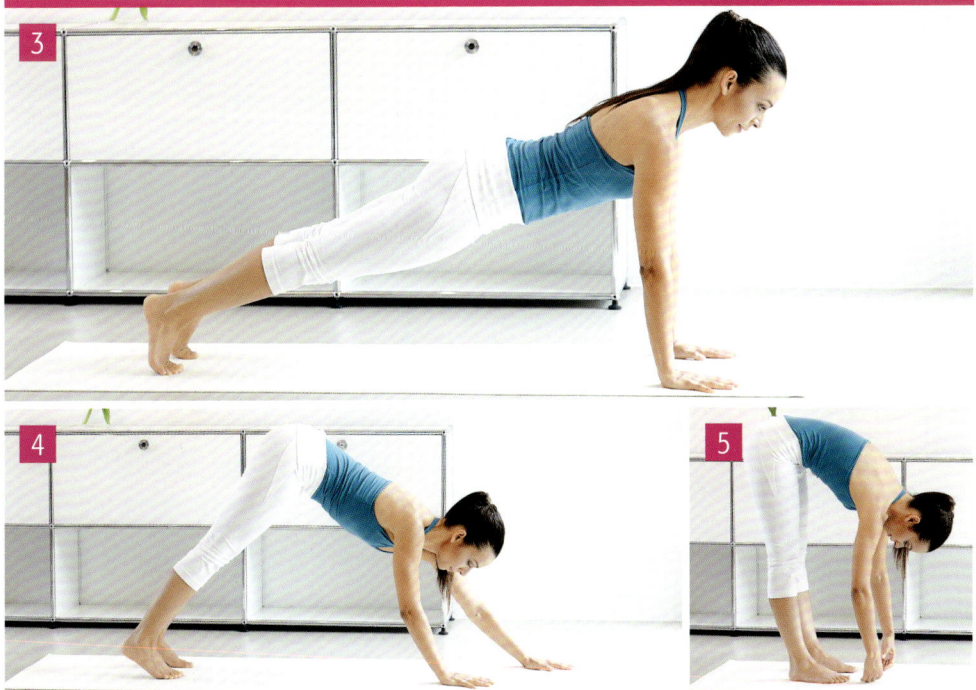

3

4

5

Rücken-Programme für AnfängerInnen

Programm 1

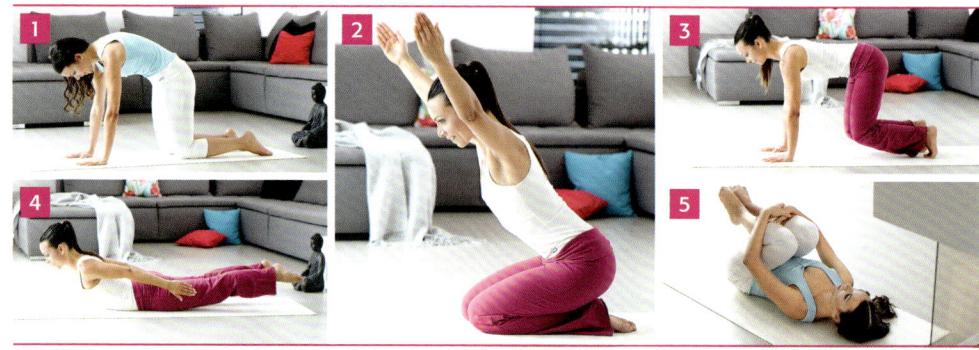

Programm 2

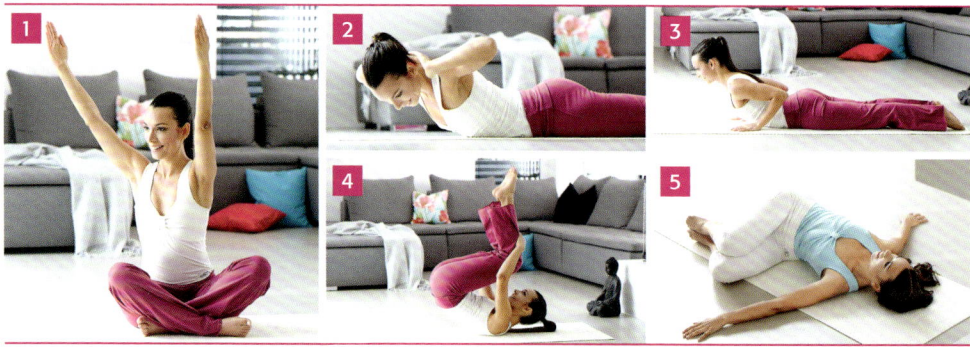

Programm 3

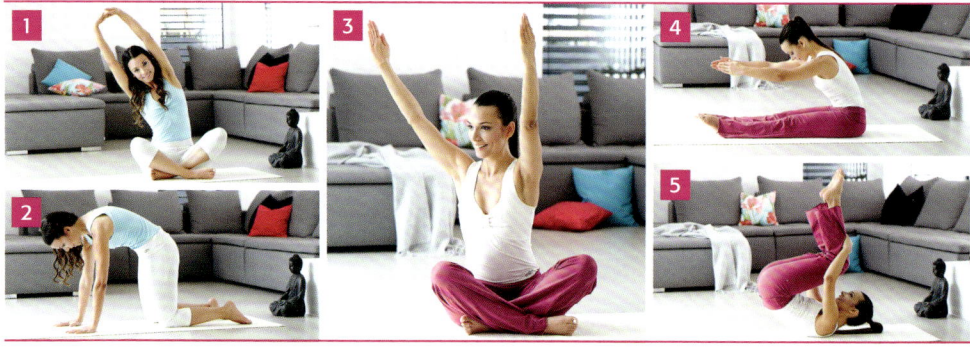

Rücken-Programme für Fortgeschrittene

Programm 1

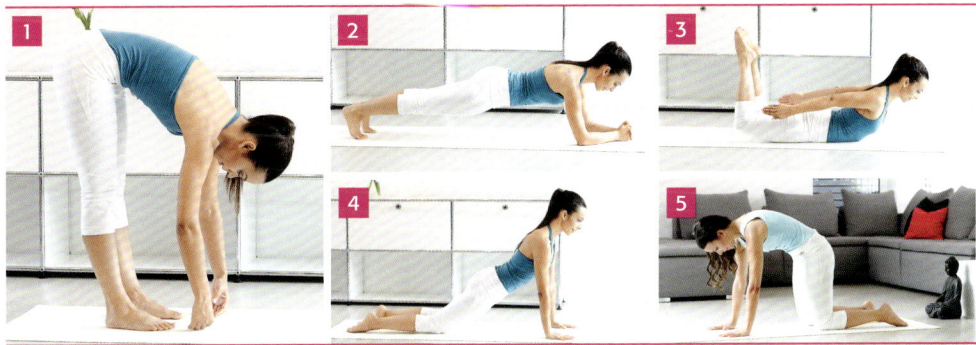

Programm 2

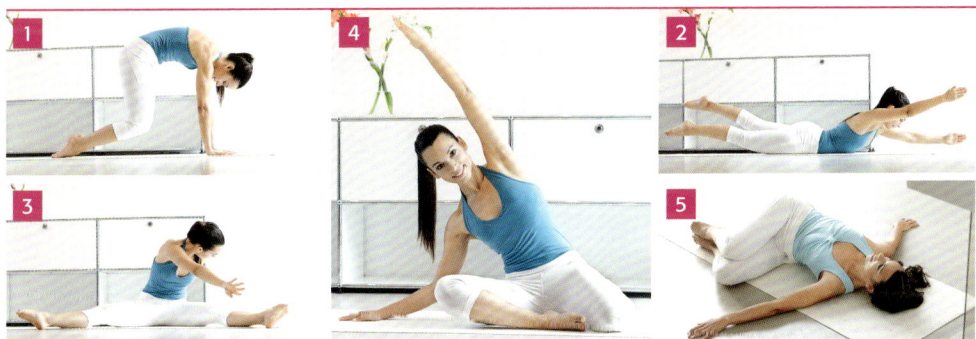

Programm 3

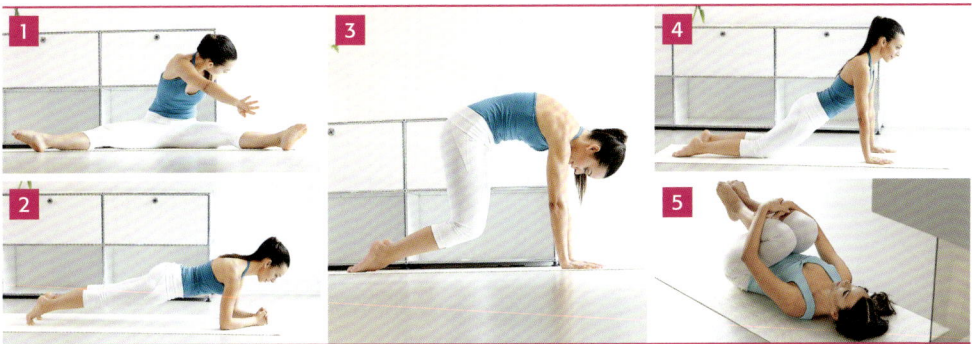

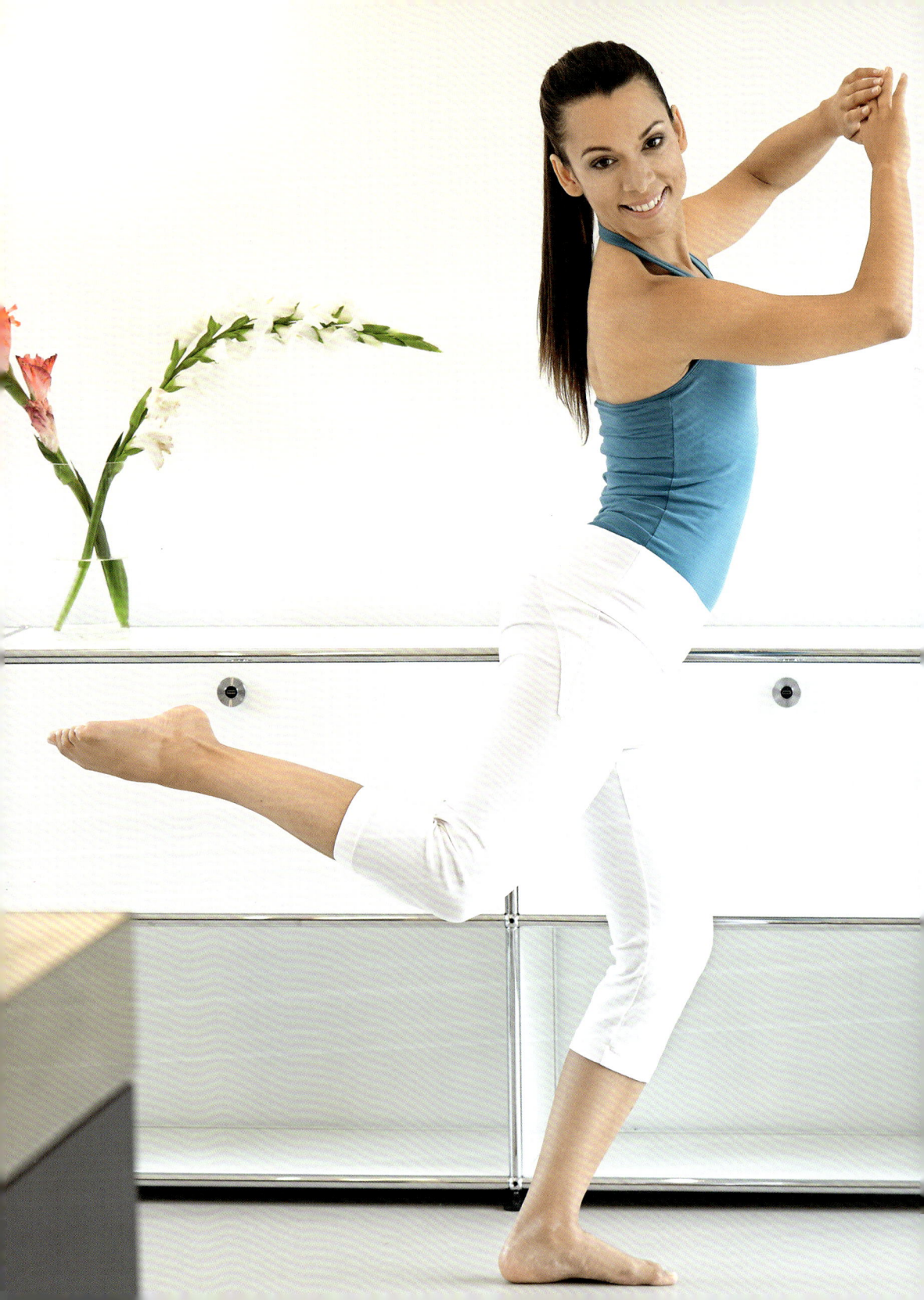

Beine und Po

Kräftige Beine sind das Fundament, auf dem wir stehen.
Sie tragen uns – das sollten wir ihnen mit den entsprechenden Übungen danken. Wenn ganz nebenbei auch noch
ein knackiger Po dabei rauskommt, werden wir uns nicht
beschweren, stimmt's?

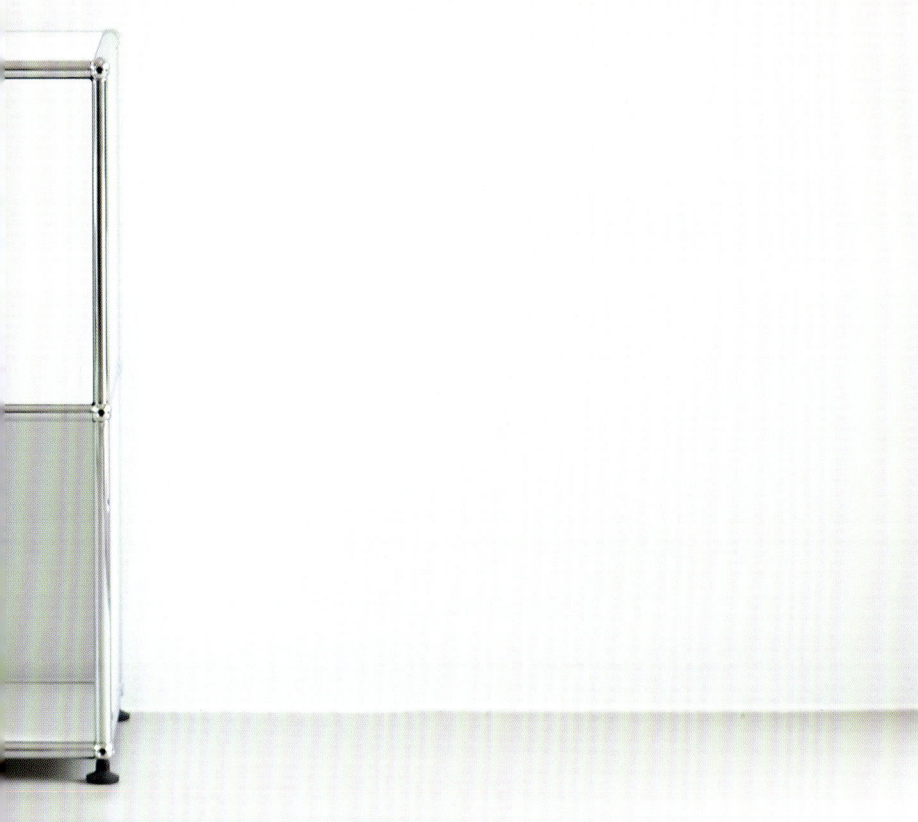

Warm-up

Kümmern Sie sich mal ein bisschen um Ihr Becken, es wird viel zu wenig beachtet. Immerhin ist es der Träger Ihres Hinterns!

Beinrückdehnung

Ausgangsposition
Legen Sie sich auf den Rücken. Das linke Bein stellen Sie auf. Das rechte Bein strecken Sie gerade zur Decke. Der Fuß ist flex. Legen Sie die Hände in die Kniekehle oder an den Oberschenkel des rechten Beins.

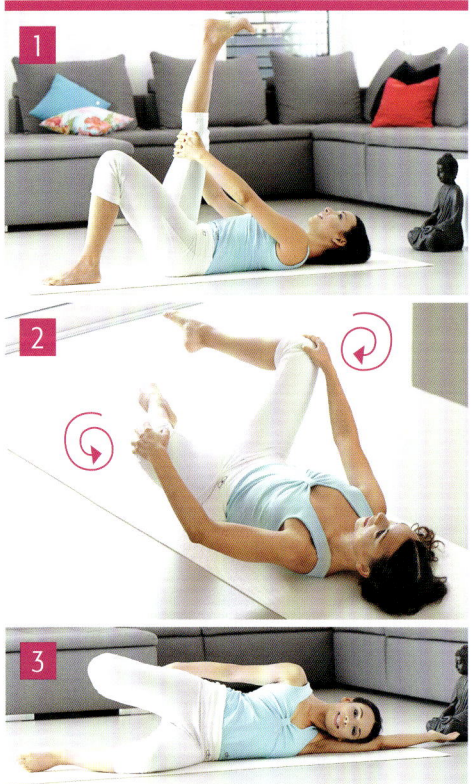

1 Los geht's!
Halten Sie die Dehnung. Der rechte Fuß strebt von Ihnen weg. Halten Sie das Bein mit den Händen fest.
Wechseln Sie anschließend die Seite. Fahren Sie mit der Übung fort, solange es Ihnen guttut.

Hüftgelenksbegrüßung

Ausgangsposition
Legen Sie sich auf den Rücken und ziehen Sie die Beine an. Legen Sie die Hände auf die Knie.

2 Los geht's!
Kreisen Sie die Oberschenkel locker gegeneinander in den Hüftgelenken. Öffnen Sie die Beine so weit, dass auch die Innenseiten der Oberschenkel gedehnt werden. Wechseln Sie die Richtung. Führen Sie die Übung so lange durch, bis Sie sich richtig locker fühlen.

Seitliche Iliodehnung

Ausgangsposition
Legen Sie sich mit angewinkelten Beinen auf die linke Seite. Der linke Arm ist nach oben ausgestreckt, Ihr Kopf ruht darauf.

3 Los geht's!
Greifen Sie mit der rechten Hand von hinten nach dem rechten Fuß und ziehen Sie ihn nach hinten. Rollen Sie das Becken ein und versuchen Sie, das Knie hinten zu halten.
Wechseln Sie anschließend die Seite. Halten Sie die Dehnung 10 Atemzüge pro Seite.

Cool-down

Puh, das war anstrengend! So oft, wie auf dieser Seite, haben Sie noch nie »locker« gelesen. Also: Locker machen!

Schüttelbeine

4 Ausgangsposition
Legen Sie sich auf den Rücken. Die Beine sind locker am Boden ausgestreckt, die Arme liegen entspannt neben dem Körper.

Los geht's!
Schütteln Sie Beine und Becken locker aus, bis Sie bzw. Ihre Beine genug haben.

Käfer

Ausgangsposition
Legen Sie sich auf den Rücken und strecken Sie die Beine locker nach oben aus. Die Arme liegen entspannt neben dem Körper.

5 Los geht's!
Lassen Sie die Unterschenkel locker nach unten fallen und strampeln Sie ganz entspannt (locker, sozusagen!) herum, so lange Sie wollen oder bis Sie keine Zeit mehr haben.

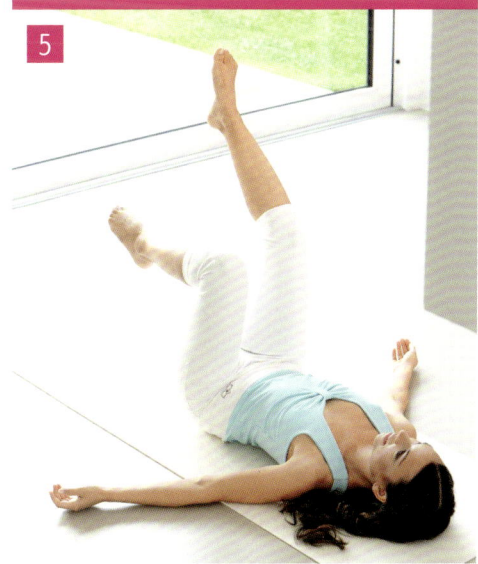

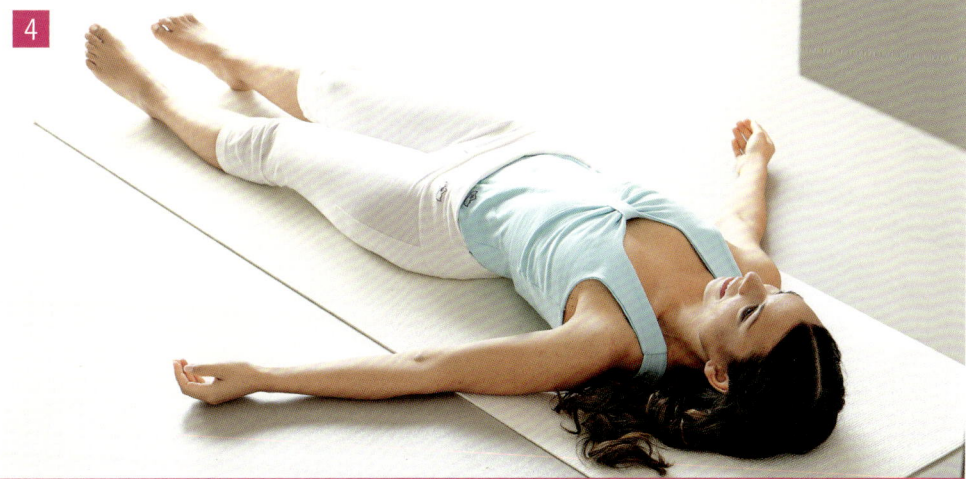

Übungen für AnfängerInnen

Es gibt viele Möglichkeiten, zu einem knackigen Po zu kommen. Push-up-Jeans zum Beispiel. Braucht kein Mensch. Wir lösen das anders. Machen Sie mit!

Langes Bein

1 Ausgangsposition
Legen Sie sich in der neutralen Position auf den Rücken. Zwischen der Lendenwirbelsäule und

> Das Becken bleibt unbeweglich, die Lendenwirbelsäule behält ihren Kirsch- bzw. Pralinen-Abstand zum Boden – es darf kein Apfel werden!

der Matte ist ein kleiner Abstand. Strecken Sie das rechte Bein zur Decke, den Fuß point. Die Arme liegen seitlich neben dem Körper.

2 Los geht's!
Beim Einatmen verlängern Sie die Wirbelsäule bewusst.
Atmen Sie aus und senken Sie das rechte Bein gestreckt ab, bis es sich knapp oberhalb des Bodens befindet. Beginnen Sie langsam den Fuß auf dem Weg nach unten zu flexen.
Beim Einatmen kommen Sie zurück in die Ausgangsposition.

Wiederholen Sie die Übung 6- bis 8-mal. Dann wechseln Sie die Seite.

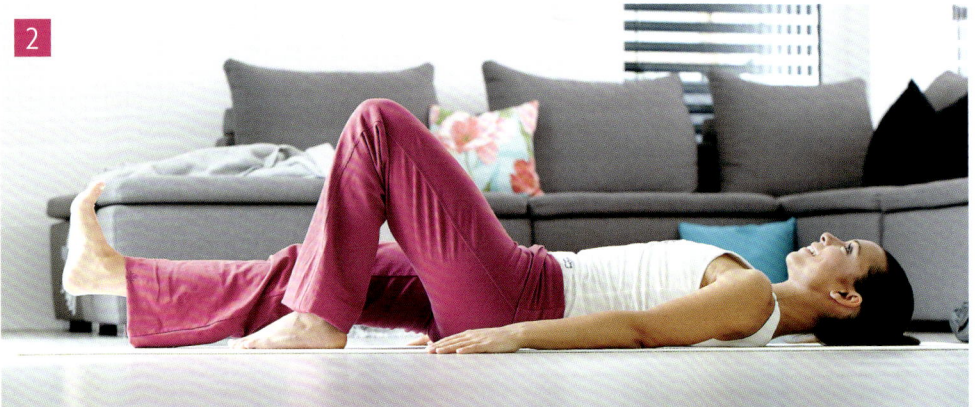

Schmetterling

3 Ausgangsposition

Legen Sie sich in der neutralen Position auf den Rücken. Bringen Sie die Beine eng geschlossen in die Stufenposition, die Füße sind point. Die Hände kontrollieren den Beckenknochen.

4 Los geht's!

Atmen Sie ein.
Beim Ausatmen öffnen Sie die Beine so weit, dass Ihr Becken zentriert bleibt.

> Sie achten aufs Powerhouse und auf die Lendenwirbelsäule, das ist toll! Ab und zu sollten Ihre Gedanken dann auch noch zu den Schultern wandern. Denn:
> *Vergiss es bitte nie:*
> *Schultern von den Ohren zieh'!*

Beim Einatmen schließen Sie sie wieder.

Wiederholen Sie die Übung 6- bis 8-mal.

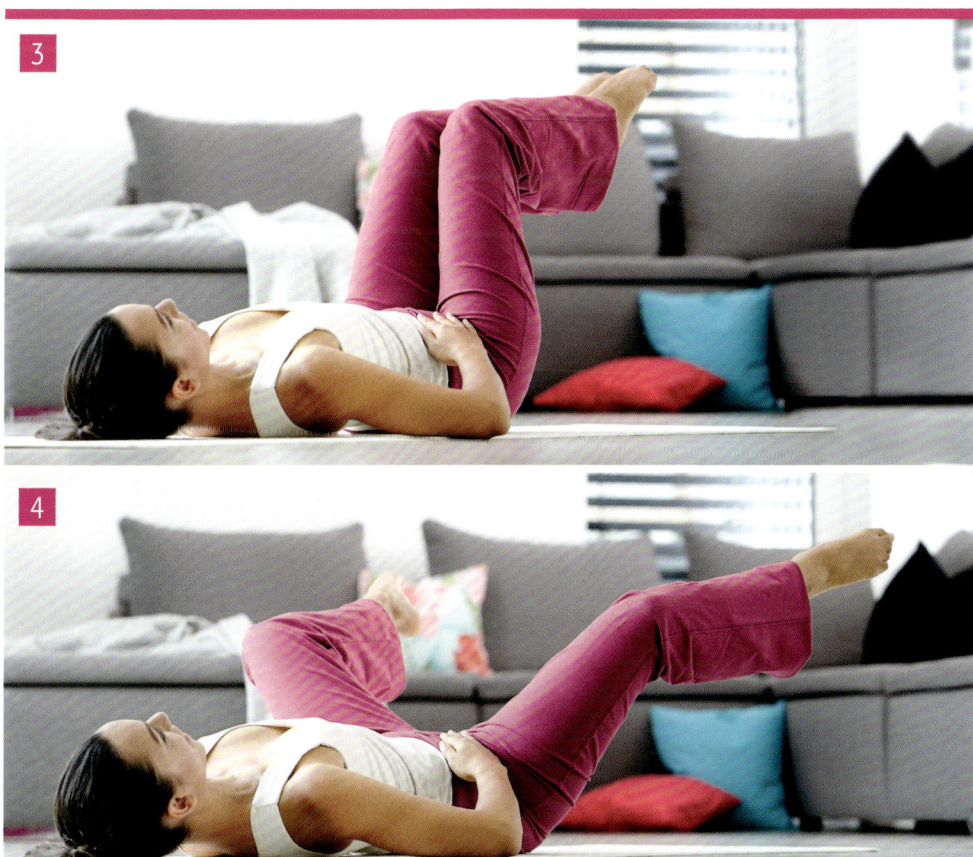

Pinsel

Ausgangsposition

Legen Sie sich auf den Rücken. Das rechte Bein ist aufgestellt, das linke strecken Sie zur Decke, der Fuß ist point. Das Becken bringen Sie in eine leichte neutrale Position, unter der Lendenwirbelsäule liegt schon wieder die Praline rum.

1 Los geht's!

Beim Einatmen verlängern Sie Bein und Rücken.
Atmen Sie aus und zeichnen Sie mit dem ausgestreckten rechten Bein Kreise an die Decke.

Stellen Sie sich vor, Ihr Bein sei ein Pinsel. Es malt allein aus eigener Kraft, das Becken bleibt ruhig. Denken Sie daran: Es kommt nicht auf Schnelligkeit an, sondern auf Genauigkeit!
Bei Pilates ist wichtig:
Langsam ist richtig.

Die Bewegung kommt aus dem Hüftgelenk, der restliche Körper liegt still.

Führen Sie die Malerarbeiten 6 bis 8 Atemzüge durch und wechseln Sie anschließend das Bein.

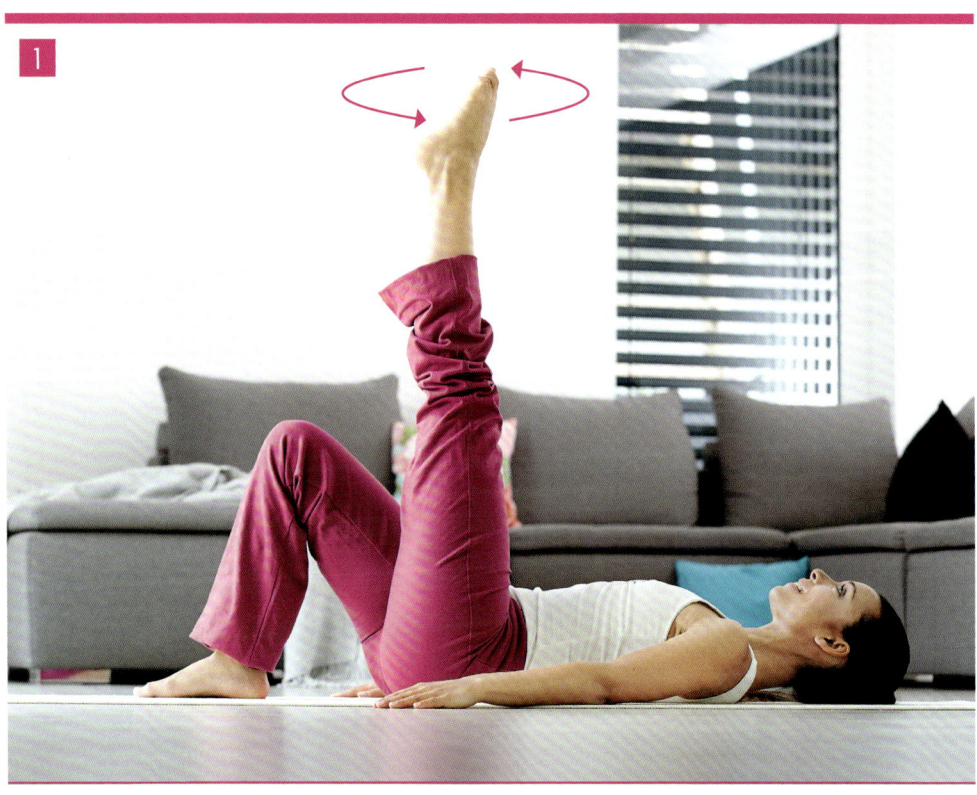

Hebebrücke

2 Ausgangsposition

Legen Sie sich auf den Rücken, die Beine hüftbreit aufgestellt. Die Arme liegen seitlich am
Körper. Rollen Sie sich Wirbel für Wirbel auf, bis
das Gewicht zwischen den Schulterblättern lagert.

3 Los geht's!

Beim Einatmen verlängern Sie die Wirbelsäule
und ziehen das Kinn in Richtung Brust. Der
Nacken fühlt sich richtig lang an.

Beim Ausatmen ziehen Sie den Bauchnabel
nach innen und aktivieren das Powerhouse.

> Ihr Becken bleibt bei dieser Übung voll-
> kommen gerade. Stellen sie sich vor, dass
> Sie ein Glas Champagner auf dem Becken
> transportieren: Da darf nichts verschüttet
> werden! Wenn Sie Ihre Sache gut machen,
> dürfen Sie sich hinterher vorstellen, dass
> Sie das Glas austrinken.

Heben Sie den linken Fuß vom Boden ab.
Beim Einatmen setzen Sie ihn wieder auf.

Beim nächsten Ausatmen wiederholen Sie die
Übung rechts, insgesamt 6- bis 8-mal.

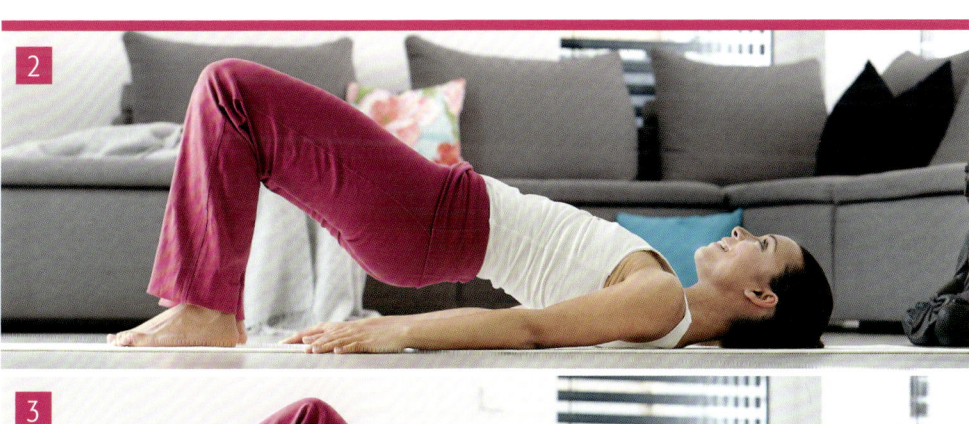

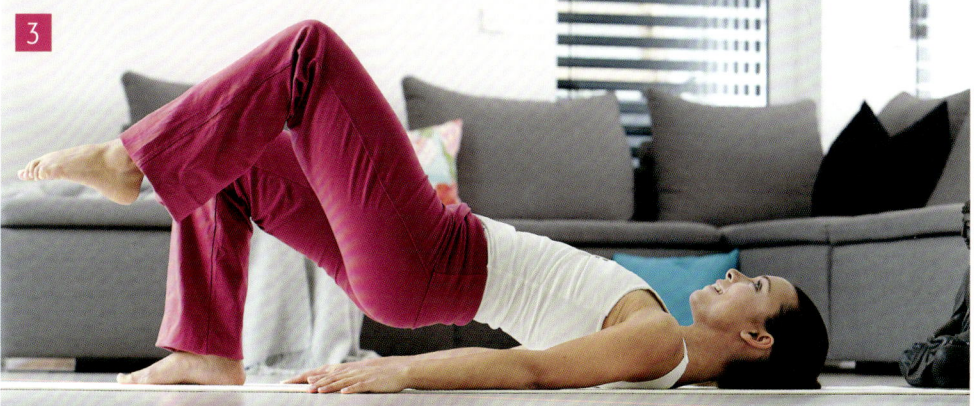

Oberer Beinhub

1 Ausgangsposition

Legen Sie sich auf die linke Seite. Ihr Kopf ruht auf dem ausgestreckten oder angewinkelten linken Arm. Heben Sie die linke Taille etwas vom Boden ab, sodass Sie mit der rechten Hand einen Zwischenraum zwischen Taille und Matte ertasten können. Stützen Sie sich mit der rechten Hand vor Ihrer Brust ab. Das rechte Bein ist lang ausgestreckt, das linke im 90-Grad-Winkel angewinkelt.

2 Los geht's!

Beim Einatmen ziehen Sie das rechte Bein lang und verlängern die rechte Taillenhälfte.

Achten Sie darauf, dass die Taille beim Beinheben nicht in Richtung Boden absinkt. Stellen Sie sich vor, dass ein Kaktus unter Ihnen steht! … Wenn Sie trotzdem Schwierigkeiten haben, kaufen Sie sich einfach einen Kaktus und stellen Sie ihn unter sich.

Beim Ausatmen heben Sie das ausgestreckte rechte Bein auf Hüfthöhe an.
Beim Einatmen senken Sie es so weit ab, dass der große Zeh den Boden berührt.

Wiederholen Sie die Übung 6- bis 8-mal und wechseln Sie dann die Seite.

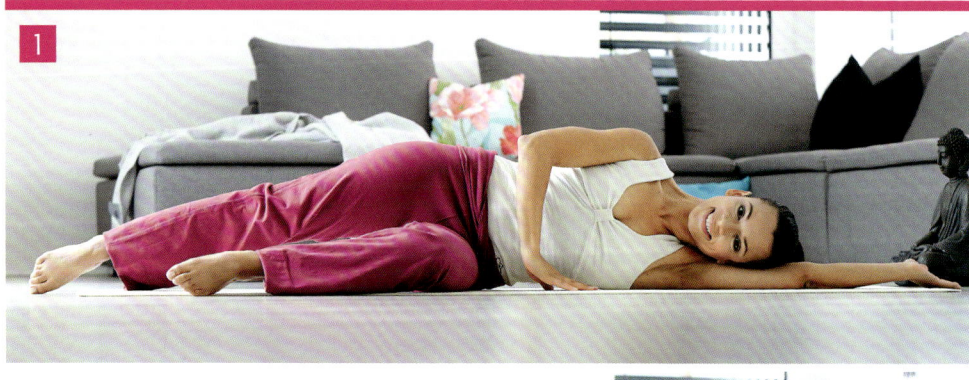

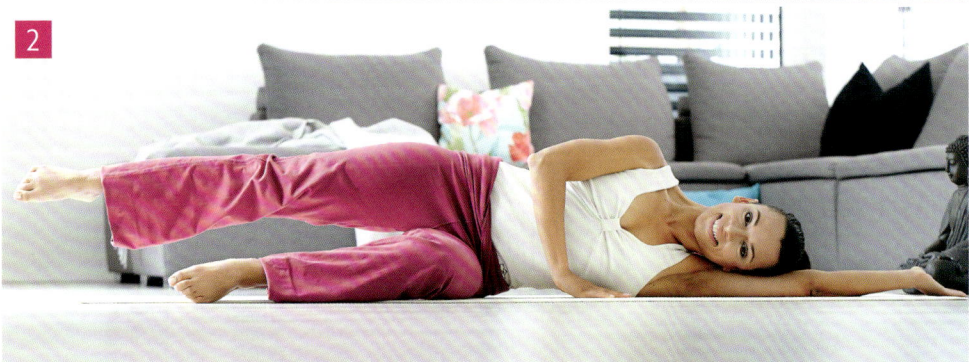

Unterer Beinhub

3 Ausgangsposition

Legen Sie sich auf die linke Seite. Das linke Bein ist lang ausgestreckt, das rechte im 90-Grad-Winkel angewinkelt. Wenn Sie möchten, erhöhen Sie das abgelegte Knie mit einem Kissen oder einer Wasserflasche.

Ihr Kopf ruht auf dem ausgestreckten linken Arm. Achten Sie darauf, dass Ihre Taille nicht durchhängt. Der Rücken bleibt gerade, als ob er von einer Wand hinten gestützt wird.

4 Los geht's!

Beim Einatmen ziehen Sie das linke Bein lang und verlängern Sie die linke Taillenhälfte.

Stellen Sie sich vor, Sie müssten mit Ihrem unteren Bein ein Gewicht nach oben stemmen. Spannen Sie das Bein fest an und drücken Sie es langsam nach oben.
Bei Pilates ist wichtig:
Langsam ist richtig.

Beim Ausatmen heben Sie das linke Bein. Senken Sie es beim Einatmen.
Beim nächsten Ausatmen heben Sie wieder das linke Bein.

Wiederholen Sie die Übung 6- bis 8-mal, dann wechseln Sie die Seite.

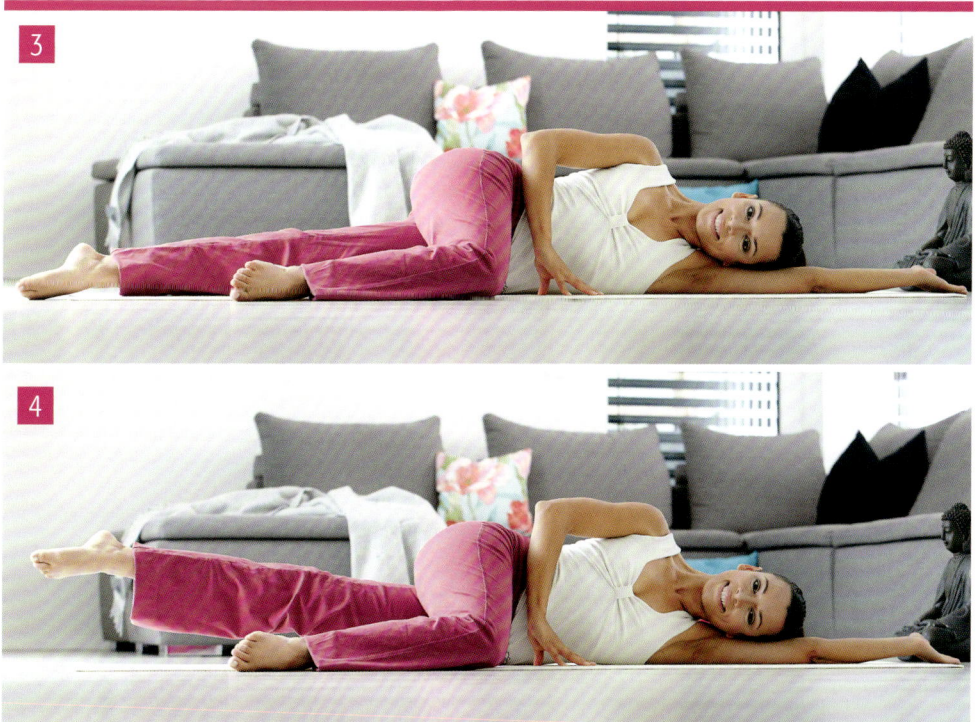

Scheibenwischer

1 Ausgangsposition

Begeben Sie sich in den Vierfüßlerstand. Die Hände sind schulterbreit, die Knie hüftbreit geöffnet. Achten Sie darauf, dass der Rücken gerade ist. Der Kopf bildet die Verlängerung vom Rücken, der Blick geht also nach unten auf die Matte.* Das ausgestreckte rechte Bein ist auf Hüfthöhe angehoben.

Achten Sie darauf, dass Ihre Beckenknochen immer in einer Linie zum Boden gerichtet sind. Die Bewegung des Beins kommt allein aus dem Hüftgelenk.
Die Übung versteht, wer das Becken nicht dreht.

2 Los geht's!

Beim Einatmen schieben Sie die Schultern in Richtung Po und werden ganz lang.
Beim Ausatmen wischen Sie mit dem rechten Bein in der Luft nach links.
Beim Einatmen kommen Sie zurück in die Ausgangsposition.

Wischen Sie 6- bis 8-mal pro Bein.

* Sie dürfen auch gern den Kopf drehen und mich anlächeln. Ich konnte nicht widerstehen!

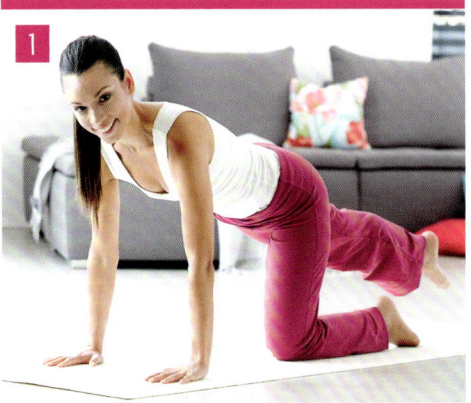

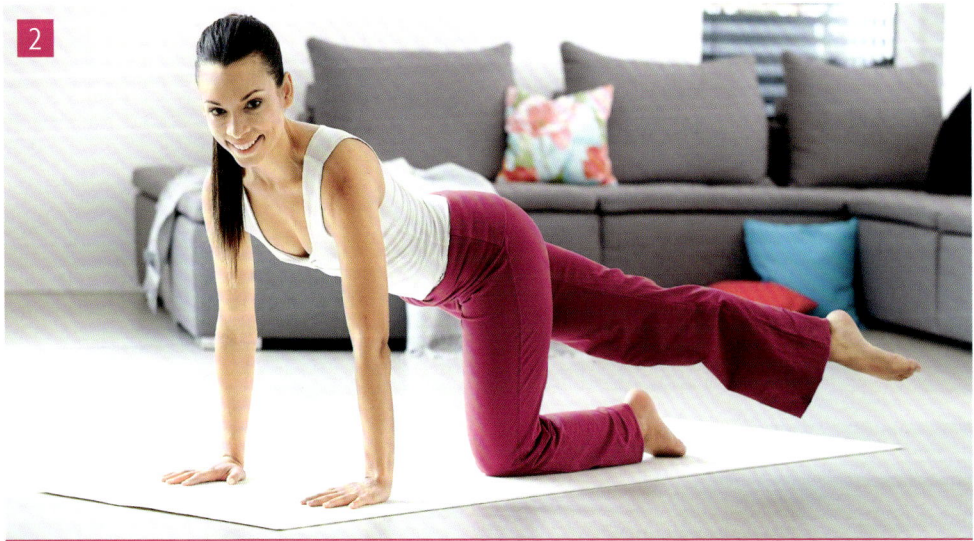

Pinkelnder Hund

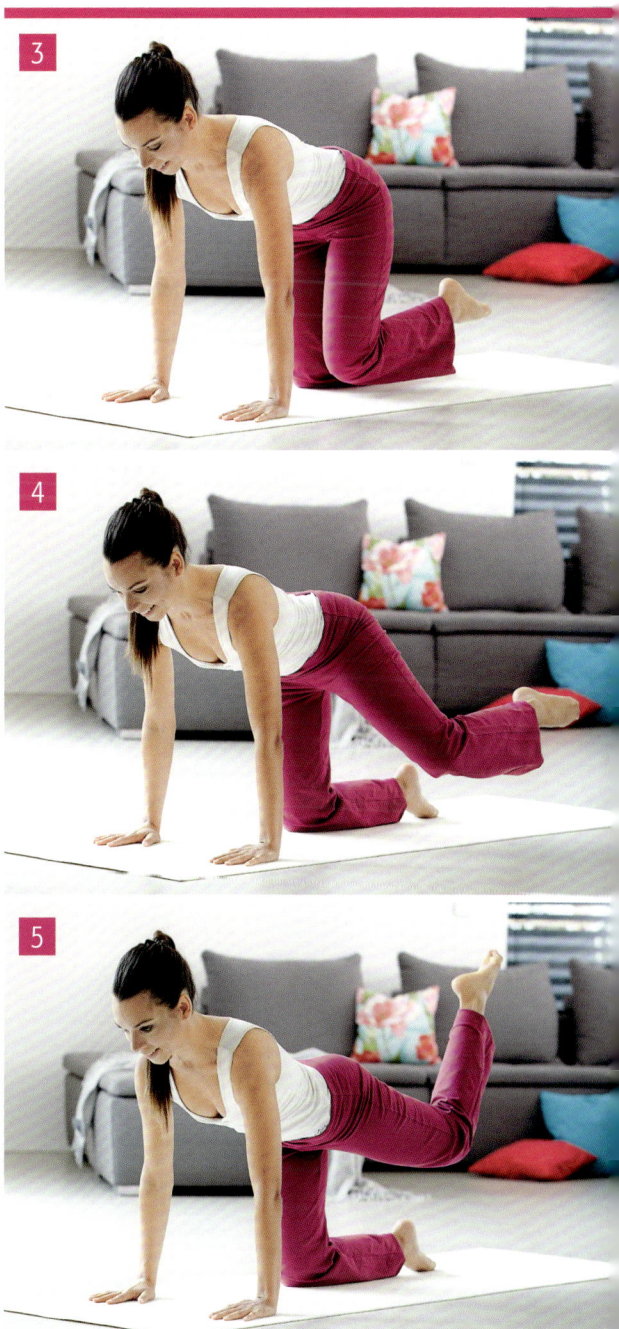

3 Ausgangsposition

Begeben Sie sich in den Vierfüßlerstand. Die Hände sind schulterbreit platziert, die Beine hüftbreit, sodass eine Faustlänge dazwischen passt. Das linke Knie ist leicht vom Boden abgehoben. Der Rücken ist gerade, der Kopf bildet die Verlängerung der Wirbelsäule. Die Beckenknochen sind in einer Linie in Richtung Boden gerichtet.

4 Los geht's!

Beim Einatmen verlängern Sie den Nacken und schieben die Schulterblätter Richtung Po. Spüren Sie, wie die Wirbelsäule lang wird.

Beim Ausatmen heben Sie das linke Knie seitlich an.
Beim Einatmen bringen Sie das Knie wieder zurück in die Ausgangsposition, setzen es also nicht ab.

5 Beim nächsten Ausatmen bringen Sie das Knie nach hinten oben.

Beim nächsten Einatmen bringen Sie es wieder nach unten und setzen es wieder nicht ab.

Wiederholen Sie den ganzen Vorgang 6- bis 8-mal mit dem linken Bein und wechseln Sie dann die Seite.

Heben Sie die Knie nur so weit zur Seite bzw. nach hinten oben an, wie das Becken stabil in der neutralen Position bleibt! Die Arbeit erledigt das Bein allein!

Übungen für Fortgeschrittene

Neben dem knackigen Po haben diese Übungen noch ein weiteres Ziel: die Beine zu kräftigen. Als unser Ständerwerk unterstützen die Beine unseren Rücken. Es lohnt sich also, sie zu beachten!

Die Atmung bestimmt die Muskelaktivität. Probieren Sie es mal aus, indem Sie die Atmung umkehren – so wird die Außenmuskulatur mehr trainiert.

Pendel

1 Ausgangsposition

Stellen Sie sich aufrecht hin. Ihr Gewicht lagert auf dem linken Bein, das rechte ist parallel seitlich ausgestreckt angehoben, sodass das Becken neutral bleibt. Der Fuß ist flex, die Sitzknochen fallen senkrecht zum Boden. Strecken Sie die Arme auf Schulterhöhe zur Seite aus und ziehen Sie sie lang.

2 Los geht's!

Beim Einatmen verlängern Sie die Wirbelsäule und das linke Bein. Wachsen Sie nach oben! Beim Ausatmen ziehen Sie das Bein nach links hinüber, Fuß point und senken die Arme, beim nächsten Einatmen wieder nach rechts.

Wiederholen Sie die Übung 10- bis 12-mal, anschließend wechseln Sie die Seiten.

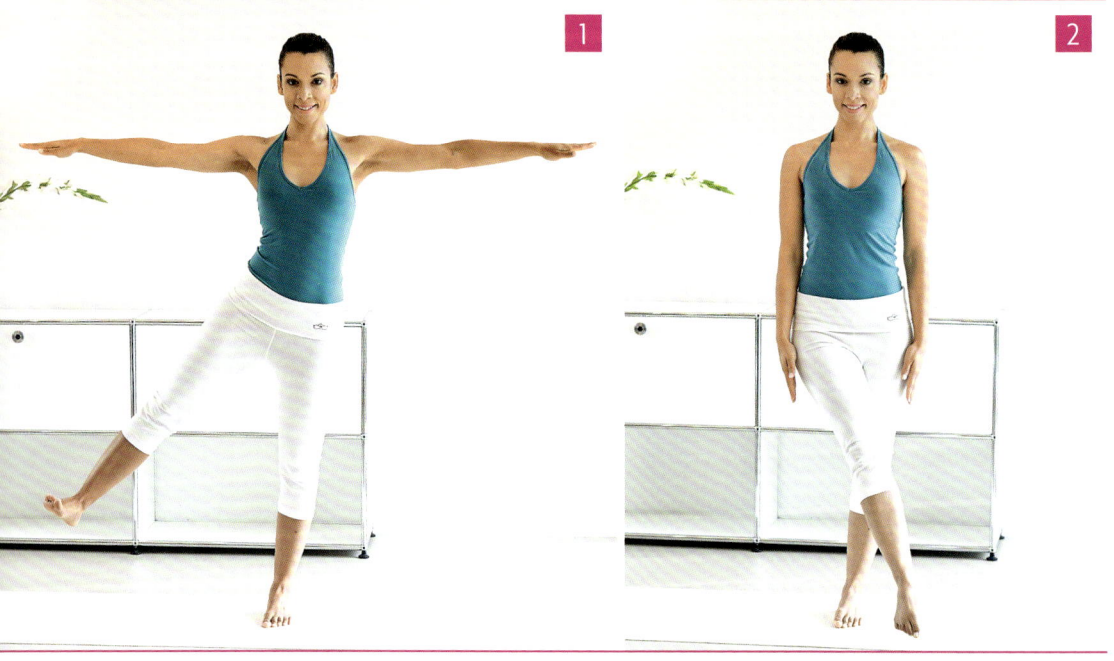

Aufzug

3 Ausgangsposition

Stellen Sie sich aufrecht hin. Das linke Bein ist gebeugt, der linke Fuß fest im Boden verankert. Das rechte Bein ist gebeugt nach vorn vom Boden abgehoben, der Fuß ist point und zeigt gerade nach unten. Legen Sie die Hände an die Beckenknochen und spüren Sie, dass das Becken neutral ist und dass die Sitzknochen senkrecht zum Boden weisen.

4 Los geht's!

Beim Einatmen strecken Sie die Wirbelsäule und überprüfen, ob Ihr Rücken gerade ist. Beim Ausatmen strecken Sie beide Beine und wachsen noch mehr in die Länge. Ihr rechter Fuß zieht nach vorne.

Bei Übungen im Stehen achten Sie darauf, dass Ihre Wirbelsäule stets lang in ihrer natürlichen S-Form bleibt. Der Kopf bildet die Verlängerung der Halswirbelsäule, er wird also weder nach vorn, noch nach hinten geschoben. Stellen Sie sich vor, dass ein Faden an Ihrem Scheitel befestigt ist, der Ihren Kopf nach oben zieht.
Der Faden zieht an deinem Schopf und du behältst 'nen klaren Kopf!

Das Becken bleibt neutral, der Oberkörper bewegt sich nicht.

Wiederholen Sie die Übung 10- bis 12-mal und wechseln Sie dann das Bein.

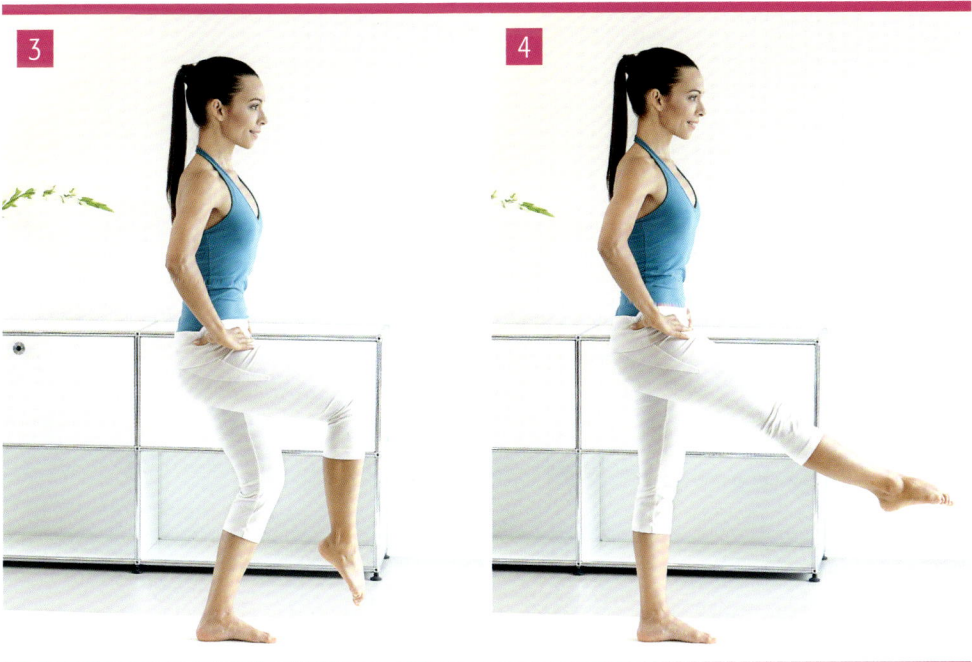

Hüftkreisel

1 Ausgangsposition

Stellen Sie sich aufrecht hin. Das rechte Knie ist knapp unter Hüfthöhe angehoben, der Fuß point. Das linke Bein ist gestreckt, der Fuß parallel ausgerichtet. Legen Sie die Hände an die Beckenknochen. Die Sitzknochen zeigen senkrecht zum Boden.

2 Los geht's!

Beim Einatmen verlängern Sie Ihre Wirbelsäule und Ihr Standbein. Stellen Sie sich vor, dass Ihr Bein doppelt so lang wird.

Beim Ausatmen kreisen Sie mit dem Knie nach außen und zeichnen Kreise in die Luft. Das Kniegelenk bleibt dabei ganz ruhig.

Um die Bewegung des Beckens zu verhindern, lassen Sie die Hüfte des Spielbeins bewusst nach unten sinken, wenn Sie das Bein heben. Der Oberschenkel hängt schwer an der Hüfte und zieht sie nach unten, so bleibt das Becken gerade.

Beim Einatmen kommen Sie in die Ausgangsposition zurück, so weit, dass der Fuß weiterhin oberhalb vom Boden bleibt. Der Oberkörper bleibt unbeweglich. Beim nächsten Ausatmen wiederholen Sie die Übung mit demselben Bein.

Wiederholen Sie den Ablauf 10- bis 12-mal und wechseln Sie dann die Seite.

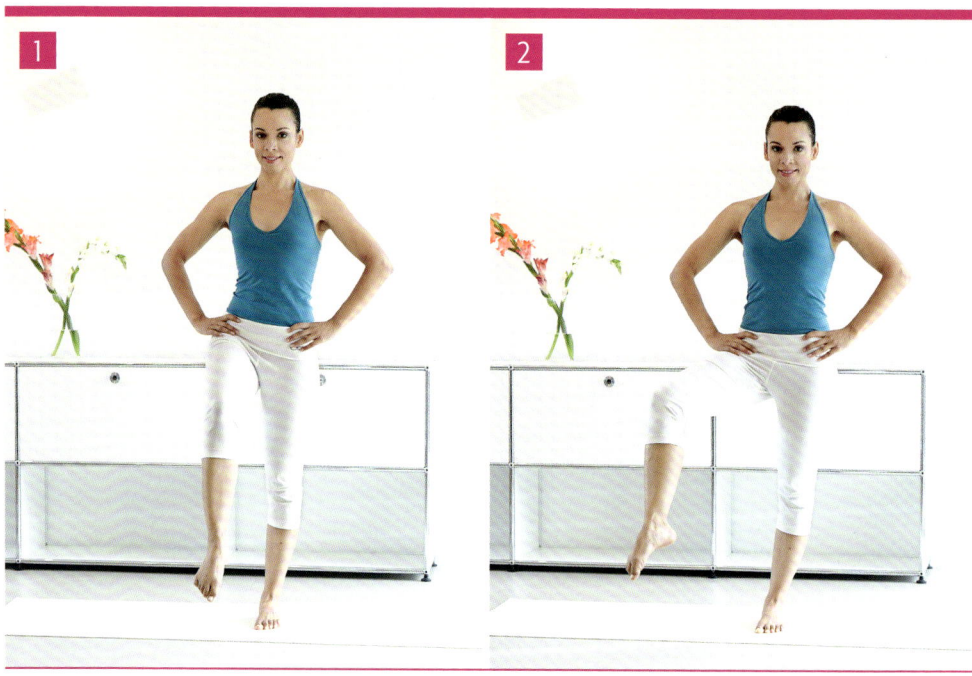

Fersenhub

3 Ausgangsposition

Stellen Sie sich aufrecht hin. Die Beine sind etwas mehr als schulterbreit nach außen geöffnet und gebeugt. Ihr Oberkörper ruht auf ihrem Becken wie ein Deckel auf einem Topf. Breiten Sie die Arme auf Schulterhöhe zur Seite aus und heben Sie die Fersen.

4 Los geht's!

Beim Einatmen verlängern Sie den Nacken, strecken den Körper und bauen Muskelspannung auf. Ziehen Sie die Knie nach hinten. Dabei bleiben sie gebeugt.
Beim Ausatmen ziehen Sie die Schulterblätter nach unten und heben Ihre Arme nach oben zur Decke an, bis sie ein V bilden. Strecken

Wieder eine Übung, bei der der Scheitel mit einem Faden an der Decke befestigt ist. Die Beckenknochen strahlen wie Scheinwerfer nach vorn. Lassen Sie sie auf keinen Fall von der Bahn abkommen. Es geht immer geradeaus!

Sie die Beine, die Fersen bleiben oben. Achten Sie darauf, dass Ihr Gewicht auf den ganzen Fußballen verteilt ist, vom großen bis zum kleinen Zeh, und dass Ihr Becken aufrecht bleibt.
Beim Einatmen kommen Sie in die Ausgangsposition zurück.

Wiederholen Sie die Übung 12- bis 14-mal.

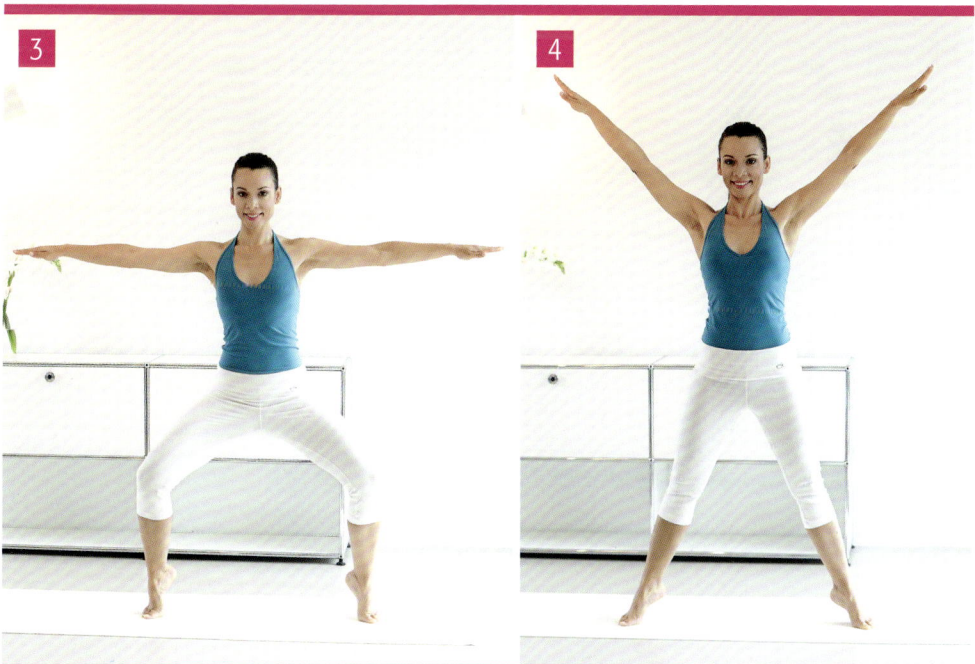

Puppe

1 Ausgangsposition

Stellen Sie sich aufrecht hin. Die Füße stehen parallel etwa hüftbreit auseinander. Heben Sie das rechte Bein mit dem Fuß point nach vorne an. Die Arme strecken Sie nach vorne auf Schulterhöhe aus, die Handflächen zeigen zueinander.

2 Los geht's!

Beim Einatmen ziehen Sie den Oberkörper lang.
Beim Ausatmen öffnen Sie das gestreckte rechte Bein zur Seite und breiten die Arme wie Flügel weit nach außen aus. Die Beckenknochen zeigen weiterhin gerade nach vorn, die Zehenspitzen des rechten Beins zeigen zur Seite.

Das aktive Powerhouse hilft Ihnen, die Balance zu halten. Tarieren Sie sich gut aus, bevor Sie beginnen. Wie eine Puppe bewegen Sie bei dieser Übung nur die Arme und das Bein, alles andere bleibt statisch, vor allem das Becken!
Die Übung versteht,
wer das Becken nicht dreht!

Beim Einatmen bringen Sie das Bein wieder nach vorn, ohne es abzusetzen.

Wiederholen Sie die Übung 10- bis 12-mal. Anschließend führen Sie sie mit dem linken Bein durch.

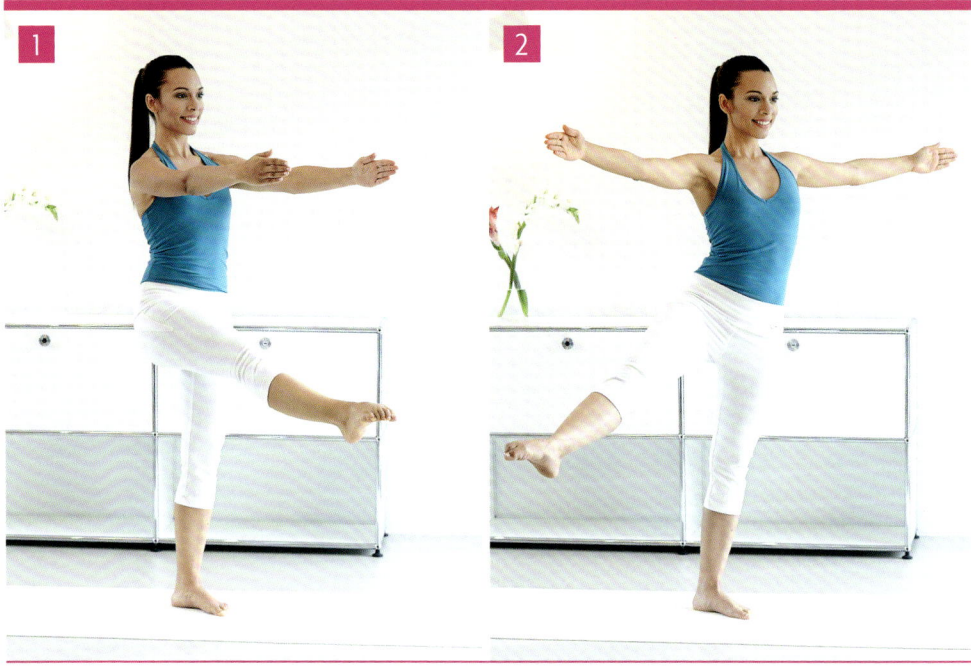

Waage

3 Ausgangsposition

Stellen Sie sich mit geradem Rücken hin. Beide Beine sind gebeugt. Legen Sie die Fingerkuppen an den Hinterkopf. Neigen Sie den Oberkörper nach vorn, der Rücken bleibt gerade. Jetzt ziehen Sie das rechte Knie nach vorne und winkeln das Bein im 90-Grad-Winkel an, sodass Sie nur noch auf dem linken Fuß stehen.

4 Los geht's!

Beim Einatmen weiten sich die Rippen. Beim Ausatmen spüren Sie, wie die Rippen sich schließen. Strecken Sie das rechte Bein lang nach hinten oben aus. Das Standbein bleibt gleichmäßig gebeugt.

Auch bei dieser Übung bleibt das Becken ruhig. Die Beckenknochen zeigen gleichmäßig nach unten in Richtung Boden. Der Rücken ist ebenfalls unbeweglich. Achten Sie vor allem darauf, dass Sie nicht beim Strecken ins Hohlkreuz fallen und schummeln Sie nicht mit dem Standbein – das bleibt schön gebeugt! 😊

Beim nächsten Einatmen kommen Sie zurück in die Ausgangsposition.

Wiederholen Sie die Übung 10- bis 12-mal, dann wechseln Sie die Seite.

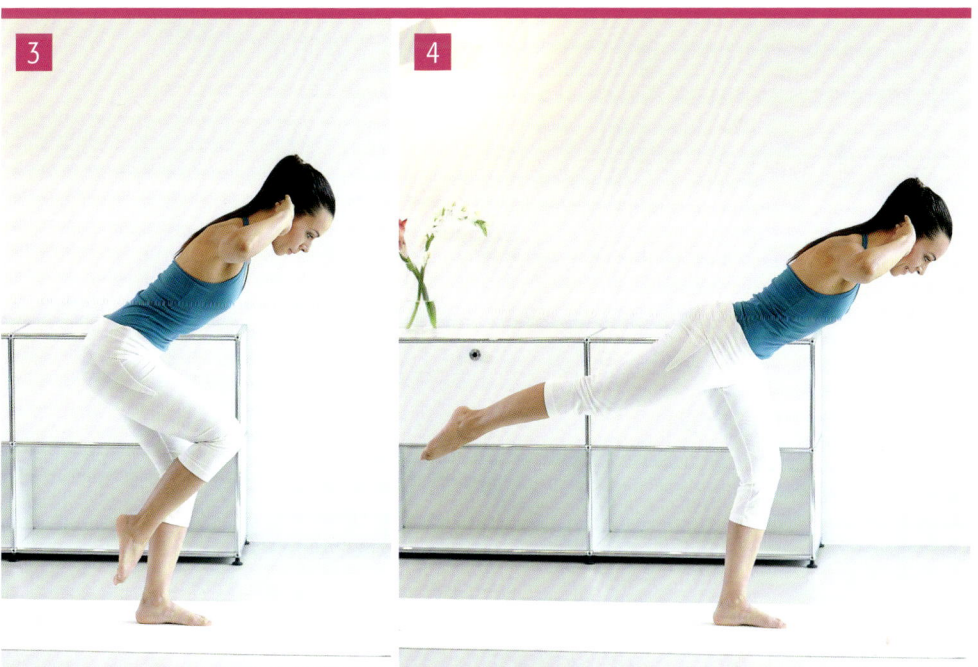

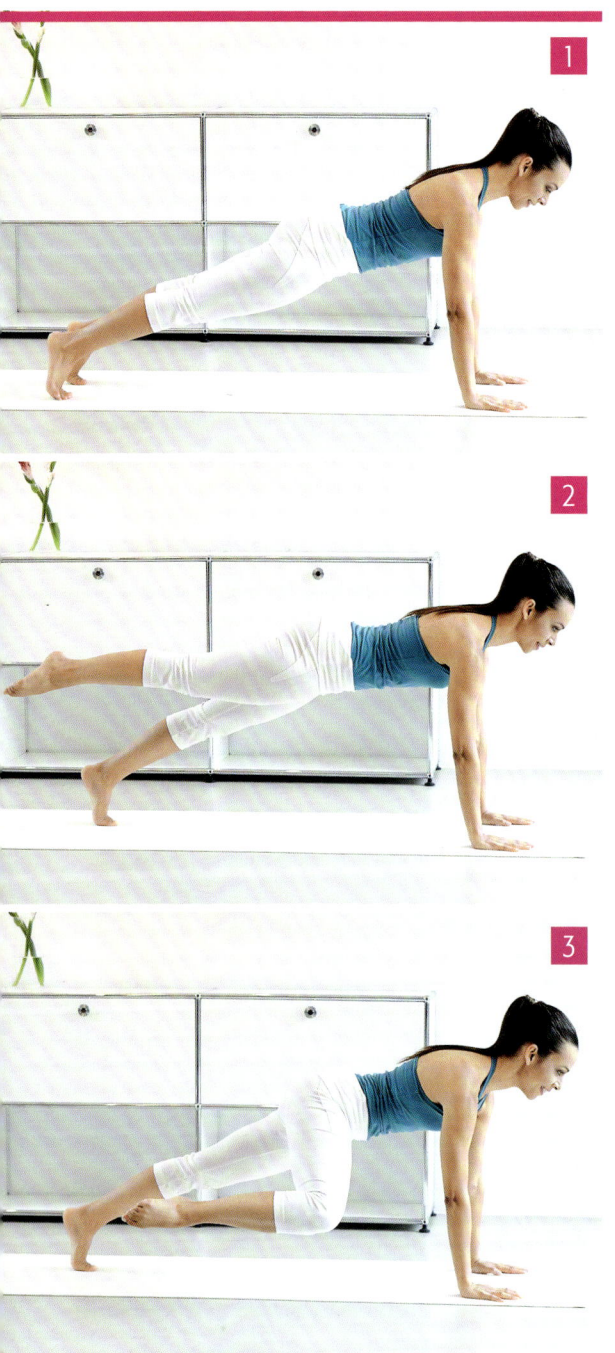

BergsteigerIn

Stellen Sie sich vor, Sie klettern einen Berg hoch. Zugegeben, Sie kommen nicht wirklich weiter – aber die Aussicht auf einen knackigen Po ist doch bezaubernd …!

1 Ausgangsposition

Begeben Sie sich in den Liegestütz. Hand, Ellenbogen und Schultergelenke bilden jeweils eine gerade Linie. Der Bauchnabel ist fest nach innen gezogen, das Powerhouse ist aktiv. Ziehen Sie die Schultern von den Ohren weg.

Los geht's!

Beim Einatmen ziehen Sie sich kräftig in die Länge, als ob ein Band an Ihrem Scheitel und an Ihren Fersen befestigt wäre.

2 Beim Ausatmen heben Sie das rechte Bein nach hinten gestreckt an.
Setzen Sie es beim Einatmen wieder ab.

3 Beim nächsten Ausatmen ziehen Sie das rechte Knie seitlich in Richtung Brustkorb. Beim nächsten Einatmen kommen Sie zur Ausgangsposition zurück.

Wiederholen Sie die Übung mit der linken Seite. Wechseln Sie die Seiten ab und wiederholen Sie den Ablauf 12- bis 14-mal.

> Das Becken bleibt unbehelligt, wenn Sie das Knie heranziehen. Es interessiert sich eigentlich gar nicht für das, was die Knie machen.

Pferdefuß

4 Ausgangsposition

Stellen Sie sich auf Füße und Hände. Die Hände bilden mit den Ellenbogen und Schultern jeweils eine lange, diagonale Linie. Die Schultern sind nach außen gekreist, der Rücken ist lang und gerade. Der Kopf bildet die Verlängerung der Wirbelsäule, der Blick geht zu den Füßen. Die Beine sind leicht gebeugt, die Fersen abgehoben. Klappen Sie den rechten Unterschenkel hoch, sodass die Oberschenkel parallel bleiben.

5 Los geht's!

Atmen Sie in die Rippenbögen ein.
Beim Ausatmen schließen sich die Rippen, der Bauch bleibt fest und flach.

Diese Übung erfordert viel Spannung. Achten Sie auf das Powerhouse und arbeiten Sie langsam, auch wenn Sie aussehen wie ein wütendes Pferd. Schwungholen gilt nicht!
Bei Pilates ist wichtig:
Langsam ist richtig.

Strecken Sie beide Beine und heben Sie die Ferse des linken Beins noch weiter an. Das rechte Bein zeigt ausgestreckt in Richtung Decke.

Wiederholen Sie die Übung 8- bis 10-mal und wechseln Sie dann zum linken Bein.

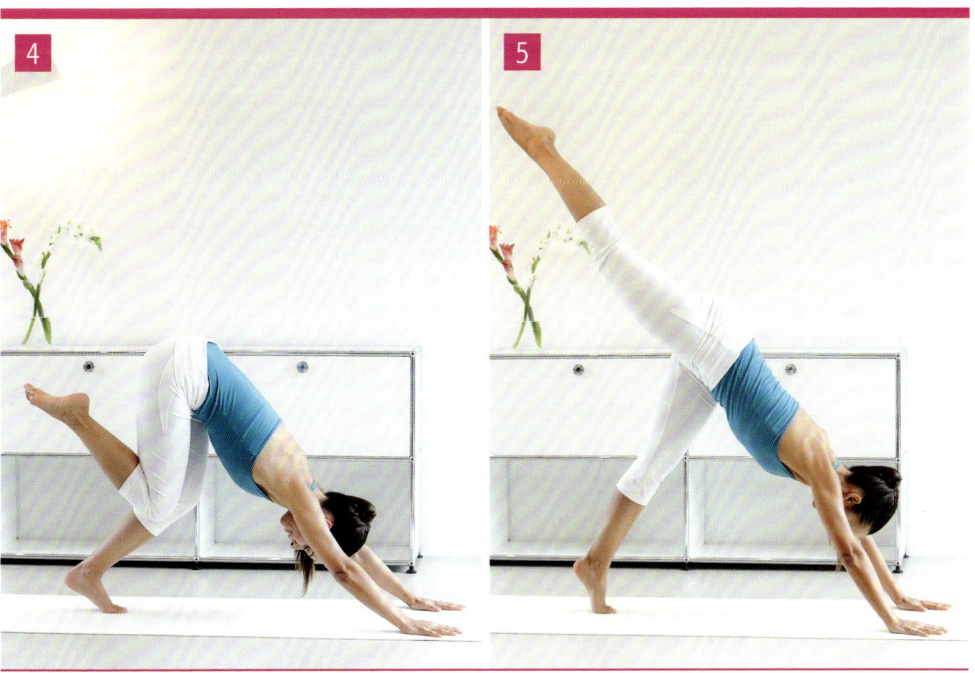

Beine-Po-Programme für AnfängerInnen

Programm 1

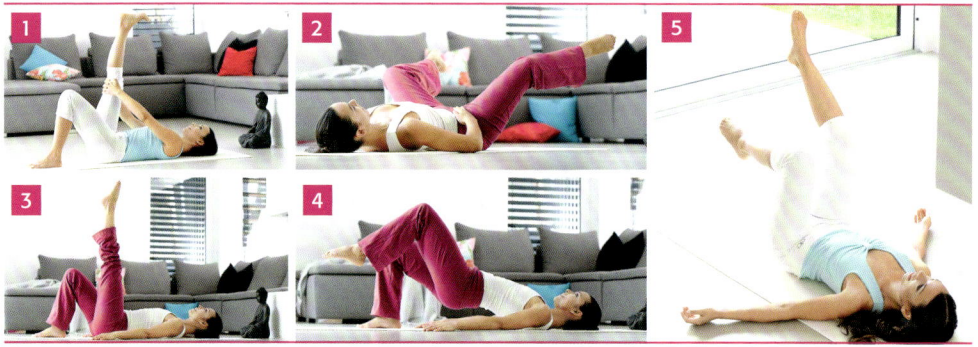

Programm 2

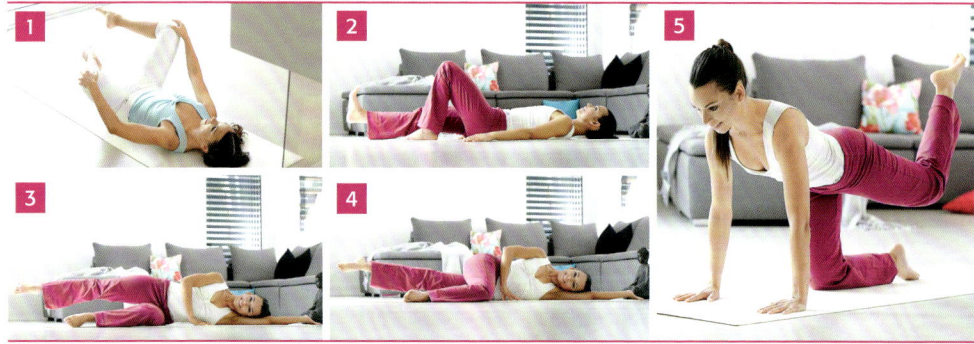

Programm 3

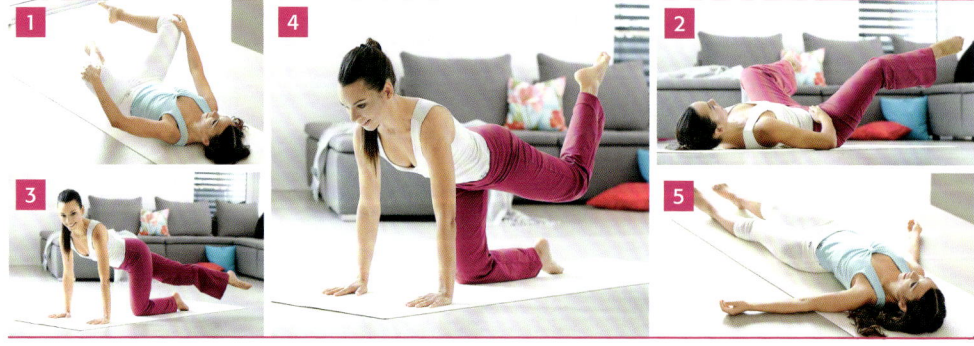

Beine-Po-Programme für Fortgeschrittene

Programm 1

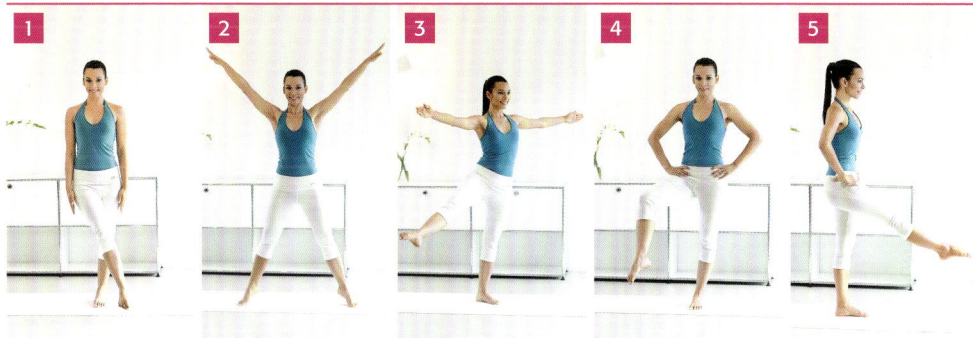

Programm 2

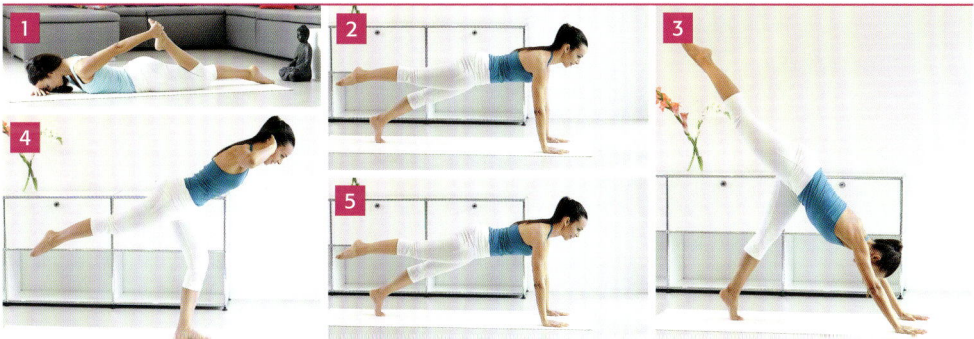

Programm 3

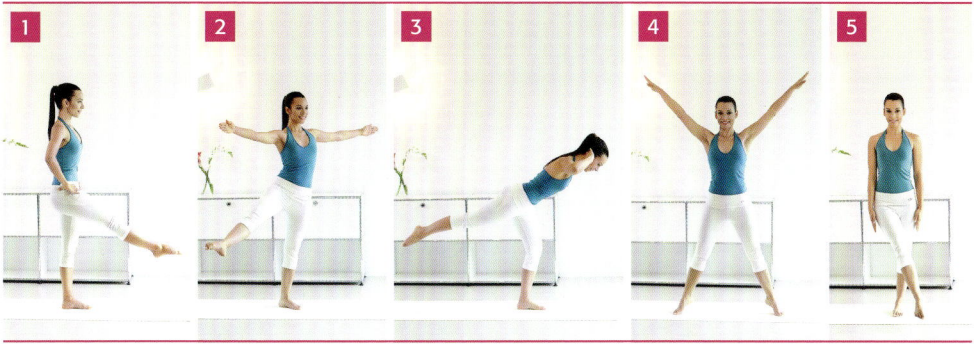

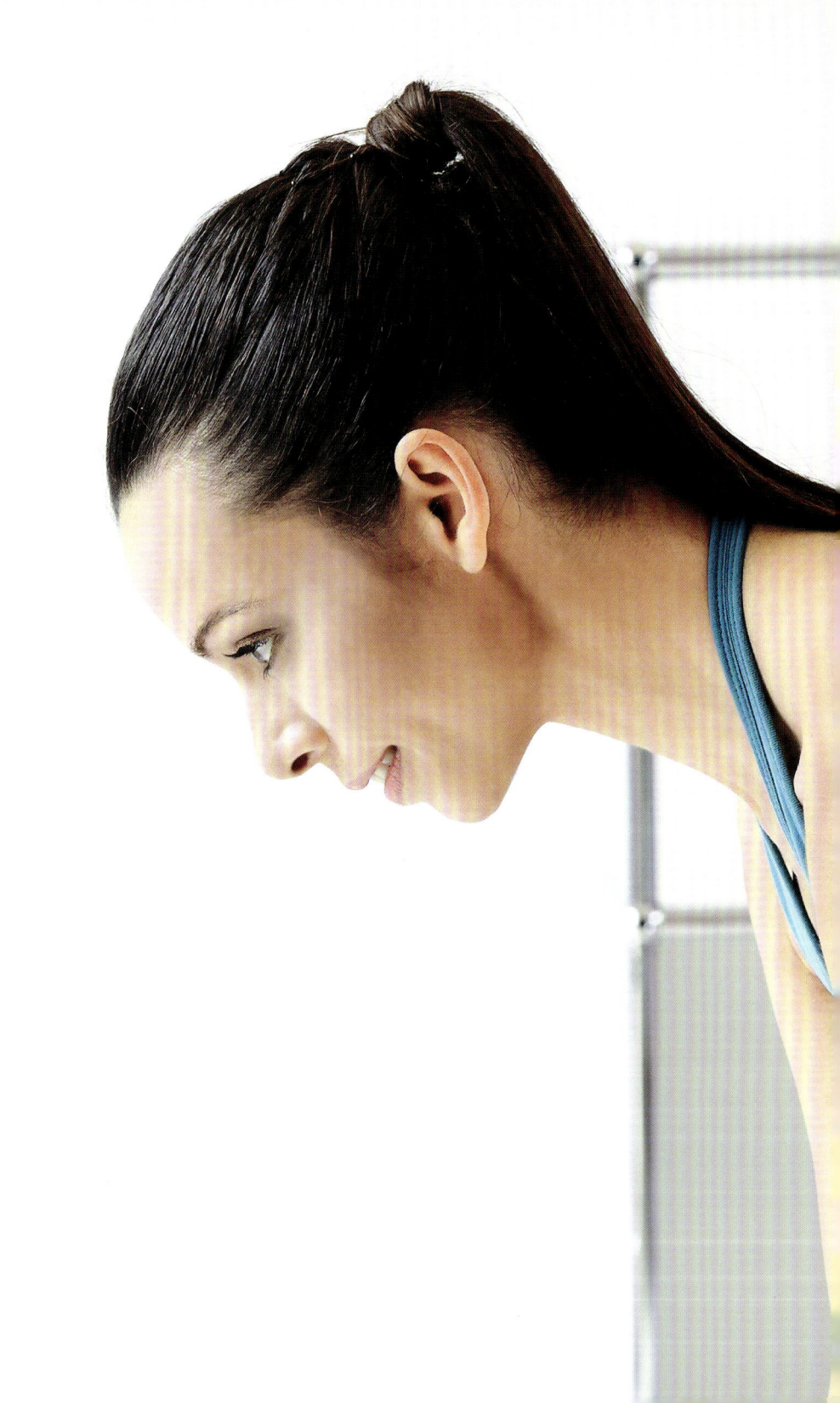

Schultern, Arme und Brust

Starke Arme sind immer hilfreich ebenso wie eine starke Schulter. Nein, nicht zum Ausweinen, für die Haltung! Gut trainierte Schultern und ein gestärkter Brustkorb sorgen für eine gute Haltung. Dabei werden Ihre Muskeln trainiert, ohne Bodybuilder-Ausmaße anzunehmen.

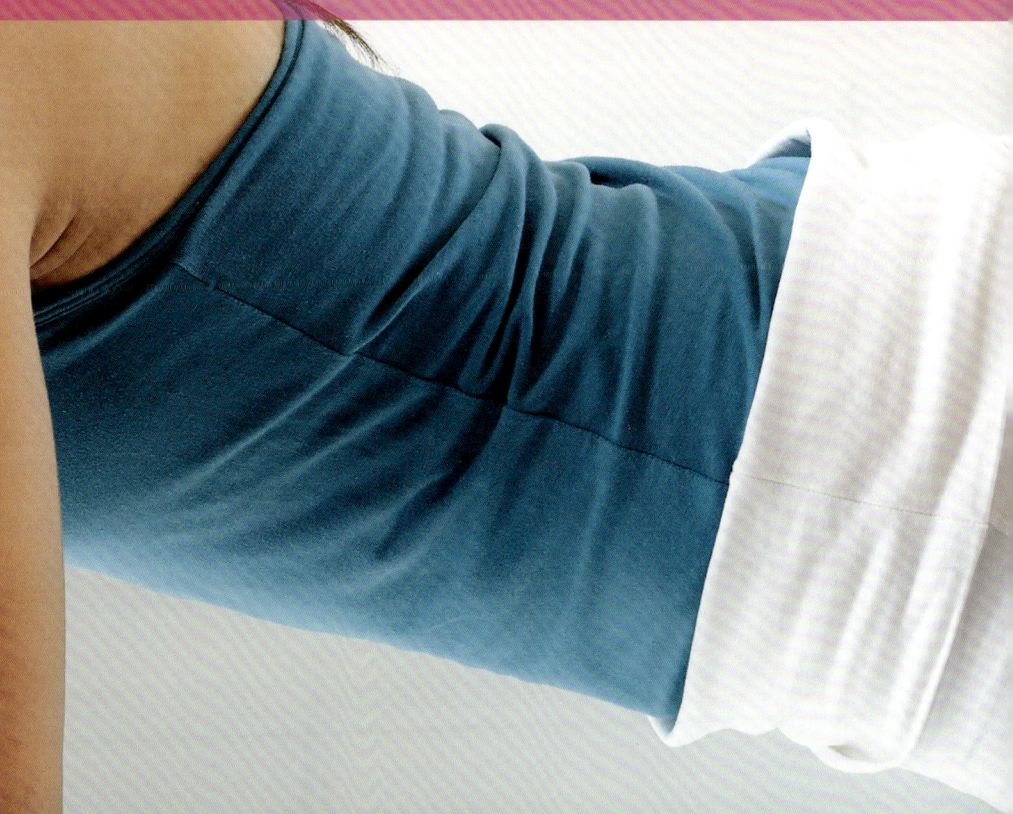

Warm-up

Ganz gemütlich Hände und Schultern aufwärmen, das soll etwas bringen? Aber ja, glauben Sie mir! Gemütlich muss ja nicht schlecht sein.

Schulterbegrüßung

1 Ausgangsposition
Setzen Sie sich in den Schneidersitz, die Hände auf den Knien abgelegt. Der Rücken ist gerade.

Los geht's!
Ziehen Sie die Schultern zu den Ohren hoch und beginnen Sie sie locker und entspannt zu kreisen. So einfach und doch so gut!
Führen Sie die Übung einfach so lange durch, wie Sie möchten, und denken Sie daran, auch mal die Richtung zu wechseln.

Handgelenksdehnung

Ausgangsposition
Setzen Sie sich in den Schneidersitz. Der Rücken ist gerade. Verzahnen Sie die Finger

ineinander, die Handflächen zeigen bei ausgestreckten Armen von Ihnen weg.

2 Los geht's!
Schieben Sie die Handflächen weit nach vorn. Gleichzeitig ziehen Sie die Schulterblätter zurück und zusammen.
Halten Sie die Dehnung 10 langsame Atemzüge lang.

Handgelenksbegrüßung

Ausgangsposition
Setzen Sie sich in den Schneidersitz. Der Rücken ist gerade, die Arme hängen seitlich locker am Körper.

3 Los geht's!
Heben Sie die Unterarme etwas an und kreisen Sie die Handgelenke. Wechseln Sie nach einer Weile die Richtung.
Kreisen Sie insgesamt 10-mal in die eine und 10-mal in die andere Richtung.

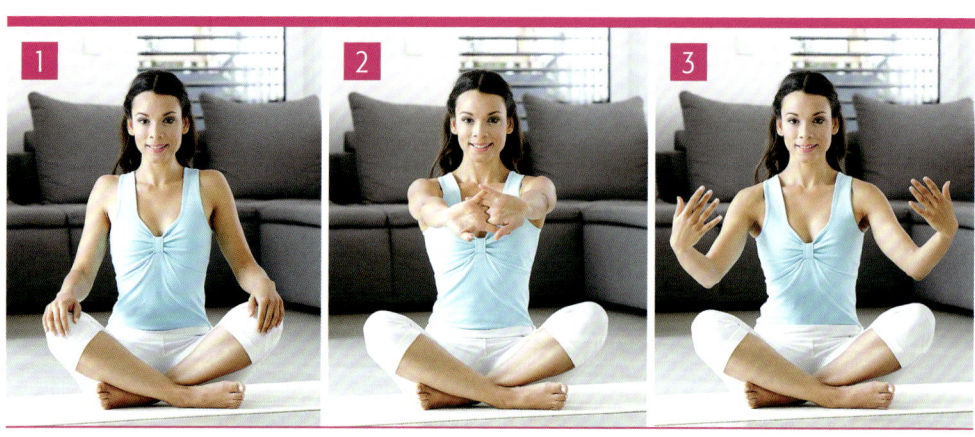

Cool-down

Haben Sie bei den Übungen Muskeln kennengelernt, die Sie noch nicht kannten? Dann verabschieden Sie sich jetzt bitte höflich.

Brustdehnung

Ausgangsposition
Setzen Sie sich in den Schneidersitz. Führen Sie den rechten Arm hinter dem Rücken entlang. Die linke Hand ergreift die rechte.

4 Los geht's!
Ziehen Sie Schulterblätter und Ellenbogen zurück und neigen Sie dabei den Kopf nach links. Halten Sie die Dehnung einige Atemzüge und wechseln Sie dann die Seite.

Trizepsdehnung

Ausgangsposition
Setzen Sie sich in den Schneidersitz. Der Rücken ist gerade. Platzieren Sie die rechte Handfläche von oben zwischen Ihren Schulterblättern. Die linke Hand legen Sie auf den rechten Ellenbogen.

5 Los geht's!
Ziehen Sie mit der linken Hand den rechten Ellenbogen nach hinten links, dabei drücken Sie den Hinterkopf gegen den rechten Arm, der Kopf bleibt dabei aufrecht. Halten Sie die Dehnung einige Atemzüge und wechseln Sie dann die Seite.

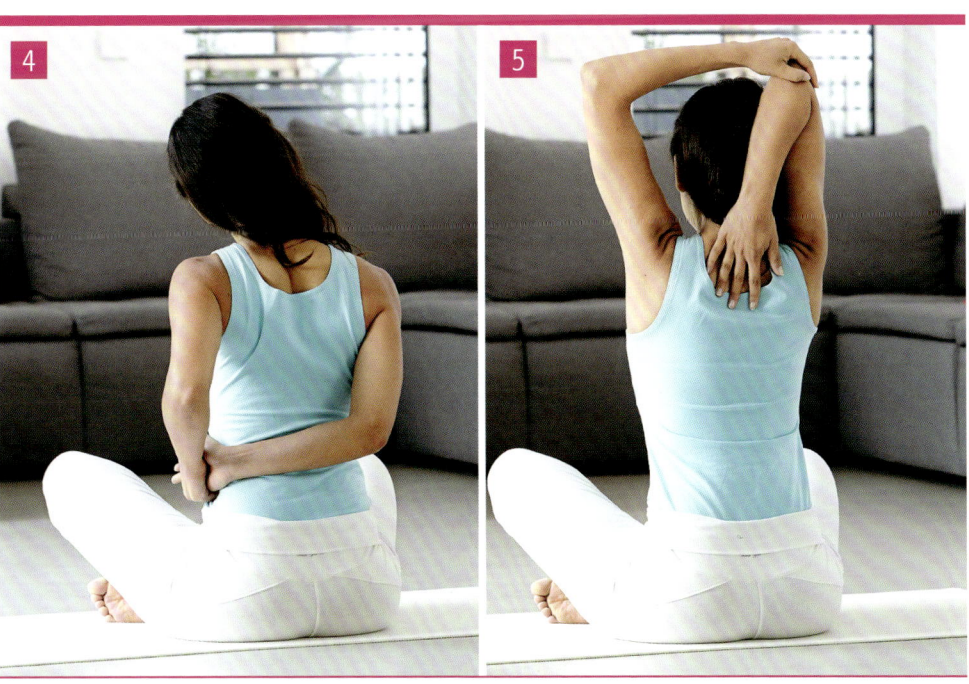

Übungen für AnfängerInnen

Es geht mir nicht darum, Sie mit Oberarmen à la Schwarzenegger auszustatten, aber ein bisschen Form schadet nie. Ein gutes Schultertraining beugt Verspannungen vor. Und auch die Brust hat Muskeln, die beachtet werden möchten.

Achten Sie darauf, dass die Schultern unten bleiben und dass der Rücken stets gerade bleibt, als ob ein Faden an Ihrem Scheitel befestigt wäre.

Verqueres Beten

1 Ausgangsposition
Setzen Sie sich in den Schneidersitz. Der Rücken ist aufrecht, Ihr Gewicht ist gleichmäßig auf die Sitzknochen verteilt. Legen Sie vor Ihrer Brust die Handgelenke über Kreuz. Die Handrücken zeigen zueinander, die Ellenbogen sind leicht angehoben.

2 Los geht's!
Atmen Sie tief ein.
Beim Ausatmen ziehen Sie den Bauchnabel nach innen und aktivieren das Powerhouse. Drücken Sie die Handrücken gegeneinander.

Wiederholen Sie die Übung 6- bis 8-mal und wechseln Sie dann die Seite, indem Sie die Position der Hände und Zehen tauschen.

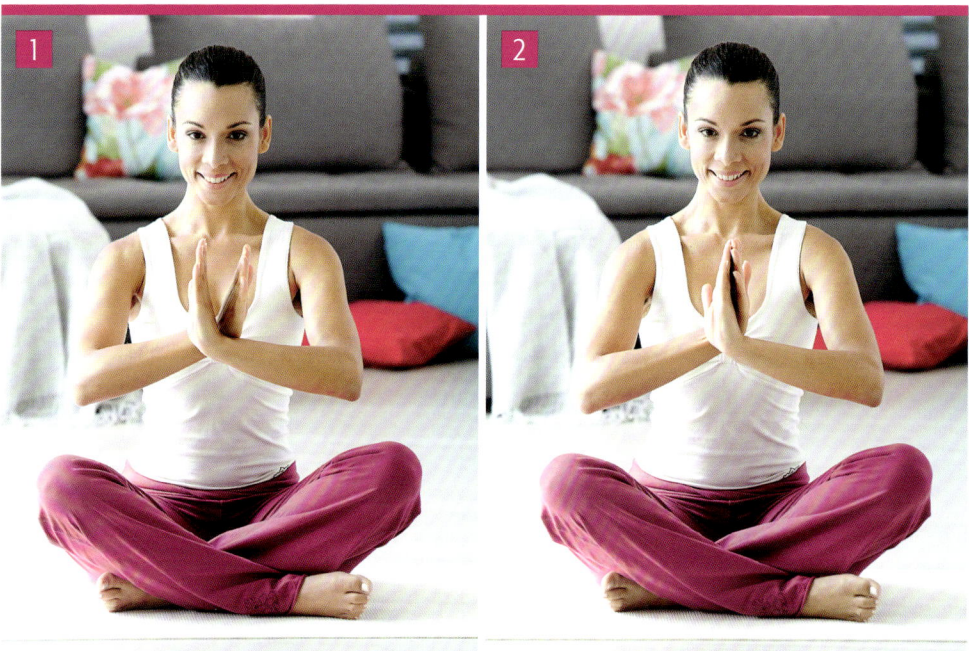

Brustdrücken

3 Ausgangsposition

Setzen Sie sich in den Schneidersitz. Der Rücken ist aufrecht, das Gewicht ist gleichmäßig auf die Sitzknochen verteilt. Bringen Sie vor Ihrer Brust beide Hände zusammen, sodass die Fingerkuppen sich berühren. Die Finger sind gerade und etwas gespreizt, die Ellenbogen auf Höhe der Handgelenke angehoben.

4 Los geht's!

Beim Einatmen wachsen Sie bewusst in die Höhe, die Sitzknochen bleiben dabei fest am Boden.
Beim Ausatmen pressen sie die Handflächen und die Unterarme zusammen und ziehen sie nach oben. Bleiben Sie weiterhin aufrecht sit-

Gerade wenn die Arme nach oben gehen, möchten die Schultern gern mitkommen. In der Nähe der Ohren sind sie aber grundsätzlich nicht erwünscht.
Vergiss es bitte nie:
Schultern von den Ohren zieh'!

zen und lächeln Sie in die Kamera, falls es eine gibt. Muss aber nicht sein!
Beim nächsten Einatmen kommen Sie in die Ausgangsposition zurück.

Wiederholen Sie die Übung 4- bis 5-mal. Bringen Sie dann das andere Bein im Schneidersitz nach vorne und wiederholen Sie die Übung weitere 4- bis 5-mal.

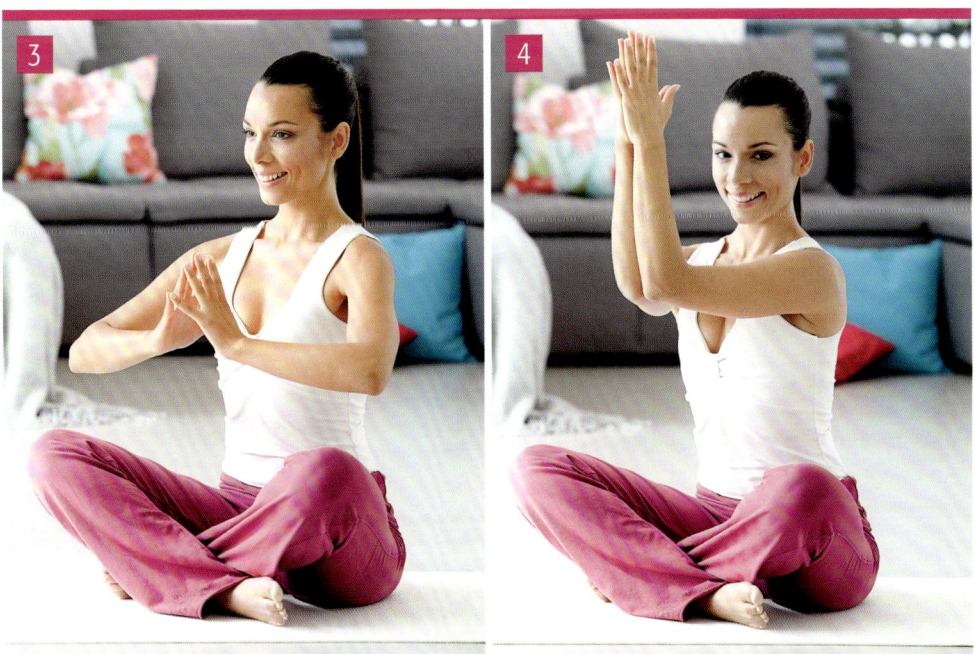

Lieblingsgericht

Sie kennen sicher den Spruch »Da könnte ich mich reinsetzen!«, wenn das Essen besonders gut schmeckt. Und genau darum geht es hier: Sie setzen sich in Ihr Lieblingsessen. Und weil Sie auf ein Tischleindeckdich geraten sind und immer neue Gerichte aufgetischt werden, müssen Sie den Po immer wieder anheben.

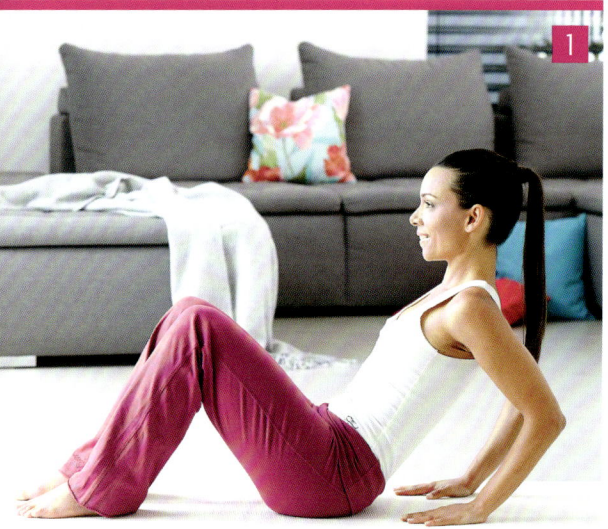

1 Ausgangsposition

Setzen Sie sich auf die Matte, die Beine sind aufgestellt, die Füße in hüftbreitem Abstand. Bringen Sie den Gewichtsschwerpunkt hinter Ihre Sitzknochen, indem Sie sich nach hinten lehnen. Stützen Sie sich auf Ihren Händen ab, die Fingerspitzen zeigen zum Rücken. Die Arme sind leicht gebeugt, die Ellenbogen sind parallel eng nach hinten gerichtet. Der Rücken ist gerade, der Blick geht geradeaus.

2 Los geht's!

Beim Einatmen verlängern Sie Ihre Wirbelsäule und den Nacken.
Beim Ausatmen aktivieren Sie das Powerhouse, indem Sie den Bauchnabel nach innen ziehen. Heben Sie das Becken an und strecken die Arme. Dabei führen Sie die Schulterblätter hinten zusammen.

Wiederholen Sie die Übung 6- bis 8-mal.

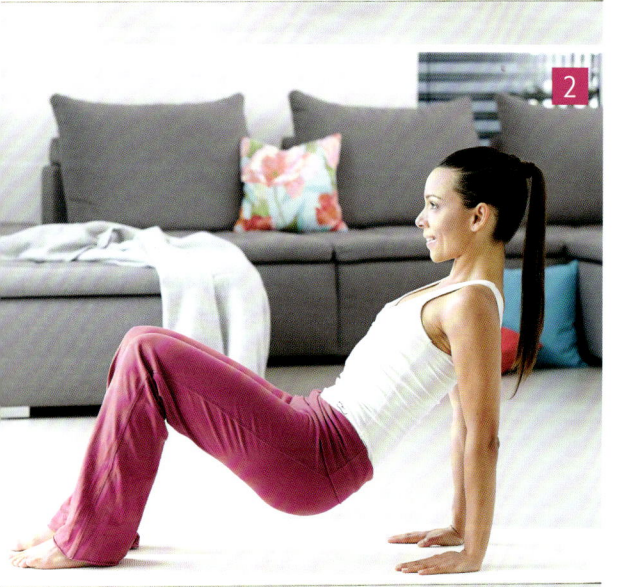

Passen Sie auf, dass Sie nicht in den Schultern durchhängen! Hände, Ellenbogen und Schultern bleiben in einer Linie. Die Körperspannung bleibt auch erhalten, wenn Sie im Essen sitzen. Sie sind schließlich nicht zum Ausruhen hier!

Brustversenkung

3 Ausgangsposition

Begeben Sie sich in den Vierfüßlerstand. Die Füße liegen flach am Boden, Brustkorb und Schultern sind eingesunken. Der untere Rücken und das Becken sind stabil.

4 Los geht's!

Beim Ausatmen drücken Sie sich hoch und schieben die Schultern kreisend nach hinten weg.

Bei dieser Übung ist es wichtig, nicht mit einem Hohlkreuz zu beginnen. Die Lendenwirbelsäule ist stabil und gerade, das Becken neutral. Allein die Brustwirbelsäule hängt nach unten durch. Probieren Sie es aus!

Wiederholen Sie die Übung 6- bis 8-mal.

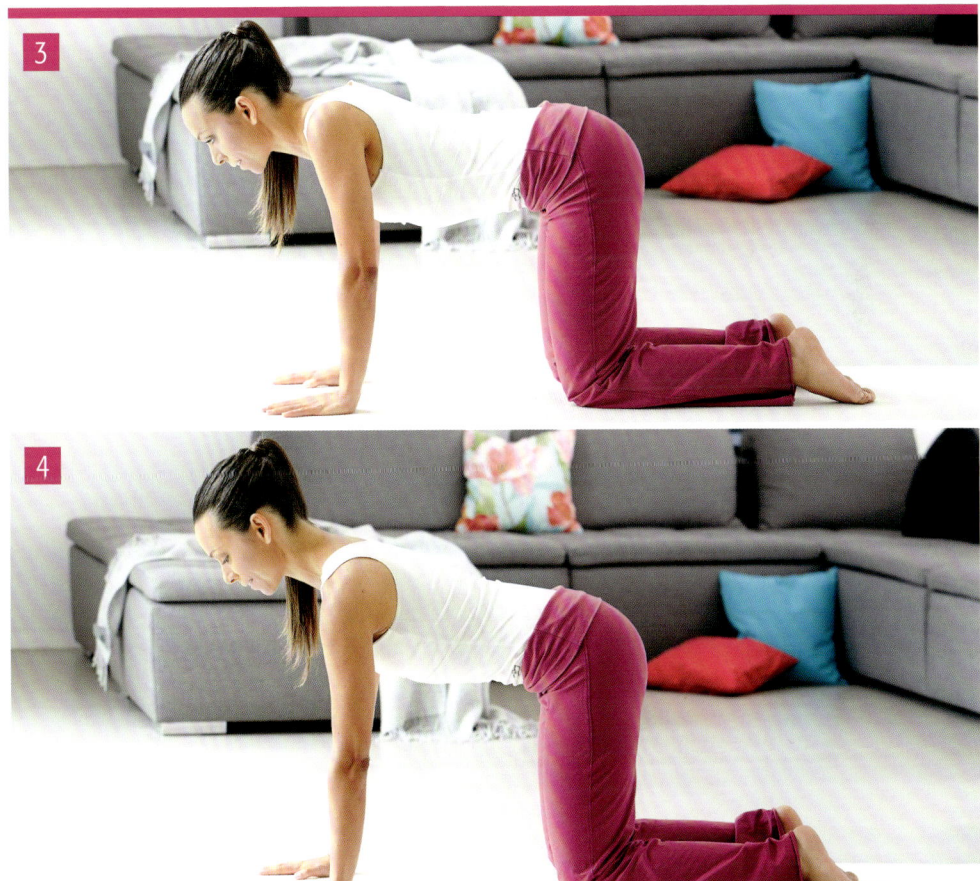

Schulterflug

1 Ausgangsposition

Begeben Sie sich in den Vierfüßlerstand. Die Zehen sind aufgestellt, der Rücken ist gerade. Der Kopf bildet die Verlängerung der Wirbelsäule. Wenn ein Fotograf anwesend ist, dürfen Sie aber auch hier einmal freundlich in die Kamera lächeln. Ich habe das mal demonstriert. Wenn Sie das nicht möchten, blicken Sie einfach nach vorn.

2 Los geht's!

Atmen Sie ein und werden Sie lang im Rücken. Beim Ausatmen breiten Sie den linken Arm wie einen Flügel zur Seite aus. Die Schulterblätter gleiten Richtung Po.
Beim Einatmen kommen Sie in die Ausgangsposition zurück.

Achten Sie auf beide Schultern, wenn Sie den Arm ausstrecken: Beide müssen auf einer Linie sein. Kopf, Rücken und Becken bleiben von der Bewegung unbehelligt und verändern ihre Position nicht. *Der Rücken bleibt schön gerade, sonst wäre es doch schade!*

Beim nächsten Ausatmen wiederholen Sie die Übung mit dem rechten Arm.

Führen Sie die Übung immer abwechselnd mit dem linken und rechten Arm durch, insgesamt 6- bis 8-mal pro Seite.

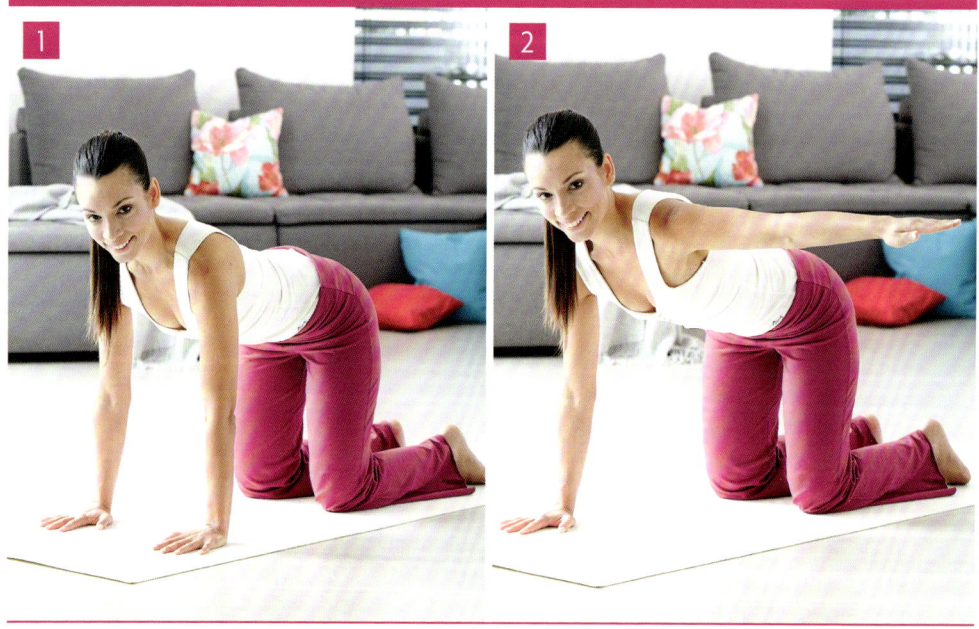

Mini-Liegestütz

3 Ausgangsposition
Begeben Sie sich in den Vierfüßlerstand. Die Knie befinden sich etwas weiter hinter den Hüftgelenken als normalerweise, die Arme etwas weiter vorne und gebeugt. Die Ellenbogen bleiben eng und parallel zueinander. Senken Sie den Oberkörper mit geradem Rücken, bis die Unterarme fast den Boden berühren. Der Kopf bildet die Verlängerung der Wirbelsäule.

4 Los geht's!
Beim Einatmen ziehen Sie Ihren Scheitel nach vorne und die Sitzknochen nach hinten. Beim Ausatmen strecken Sie die Arme und die Schultern von den Ohren weg.

Wiederholen Sie die Übung 6- bis 8-mal.

Arbeiten Sie nur aus der Arm- und Schulterkraft heraus und ziehen Sie die Schultern von den Ohren weg. Der untere Rücken bleibt stabil und fällt nicht ins Hohlkreuz.
*Die Arme sollen die Arbeit tun,
der Rücken darf heut' einfach ruhn.*

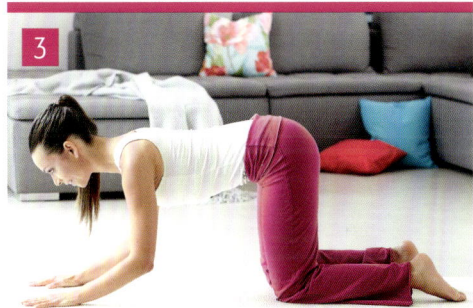

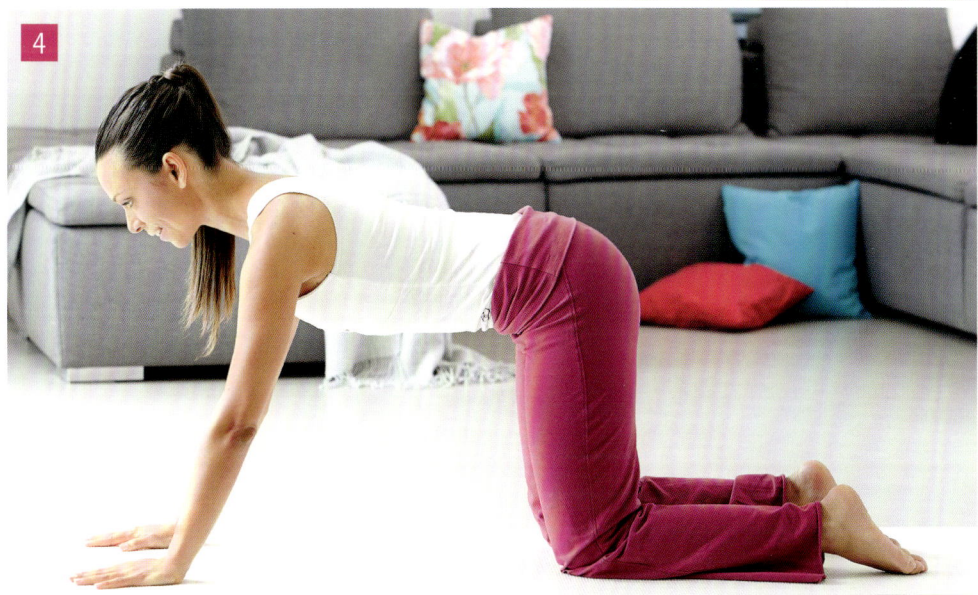

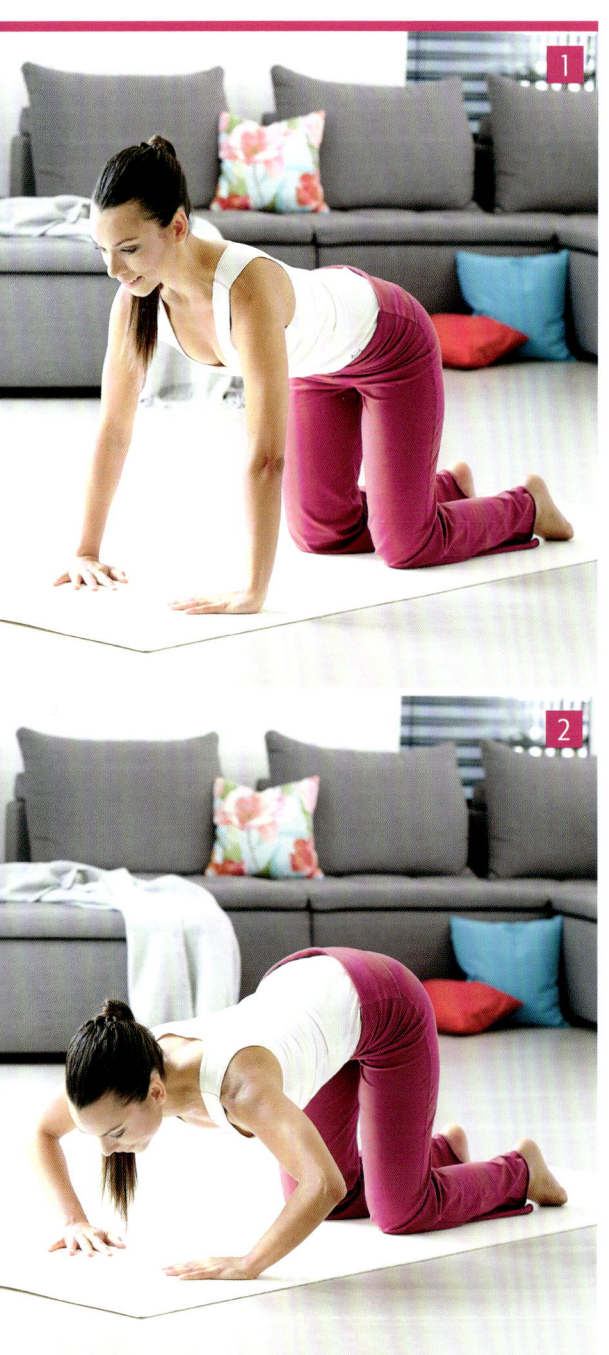

Schulterpresse

1 Ausgangsposition

Begeben Sie sich in den Vierfüßlerstand. Knie und Füße sind hüftbreit geöffnet, d. h. sie sind etwa eine Faustlänge voneinander entfernt. Die Hände sind jedoch leicht nach innen gedreht und etwas weiter vorne positioniert. Der Kopf bildet die Verlängerung der Wirbelsäule, der Blick geht nach unten.

2 Los geht's!

Beim Einatmen wölbt sich der Bauch kräftig nach außen.
Beim Ausatmen ziehen Sie den Bauchnabel nach innen und aktivieren das Powerhouse. Beugen Sie die Arme, sodass die Ellenbogen nach außen oben zeigen. Dabei kommt es nicht darauf an, so nah wie möglich mit dem Gesicht zur Matte zu kommen. Sie dürfen Ihre Finger auch mit etwas Abstand betrachten. Beim Einatmen kommen Sie zurück in die Ausgangsposition.

Wiederholen Sie die Übung 6- bis 8-mal.

Wie immer bei Pilates geht es hier nicht um Quantität, sondern Qualität. Führen Sie die Übung langsam und konzentriert durch und dafür vielleicht nur zweimal – das ist besser, als sie zwanzigmal flüchtig zu absolvieren.
Bei Pilates ist wichtig:
Langsam ist richtig.

Schulterrotation

3 Ausgangsposition

Legen Sie sich auf den Bauch. Die Beine sind lang ausgestreckt, das Becken eingerollt. Drücken Sie das Schambein in den Boden und spüren Sie, wie lang Ihre Lendenwirbelsäule ist. Stützen Sie die Hände leicht neben den Schultern ab, die Oberarme eng am Körper. Die Schultern rotieren nach innen. Der Nacken ist lang. Das Gesicht ist leicht angehoben, sodass die Nase nur wenige Zentimeter vom Boden entfernt ist.

4 Los geht's!

Beim Einatmen ziehen Sie sich bewusst in die Länge.
Beim Ausatmen kreisen Sie die Schultern weit nach hinten und heben den Brustkorb langsam an.
Beim Einatmen senken Sie den Brustkorb

Durch diese Übung werden Ihre Schultern mobilisiert. Achten Sie darauf, dass Ihr Powerhouse beim Brustkorbheben aktiv ist, sonst fallen Sie leicht ins Hohlkreuz!
Bauch rein – Powerhouse ein!

wieder und rotieren die Schultern nach innen. Das Gesicht berührt nicht den Boden.

Wiederholen Sie die Übung 6- bis 8-mal.

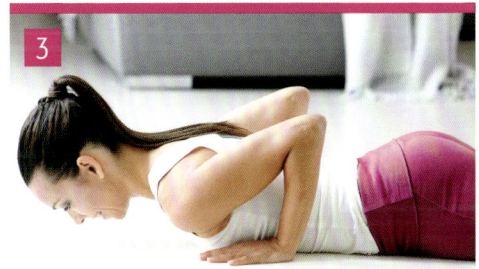

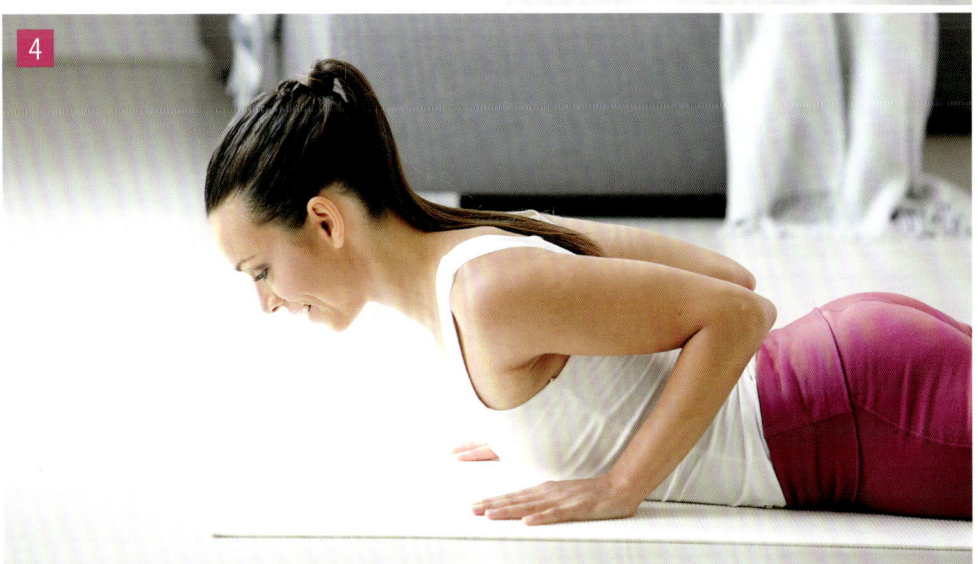

Übungen für Fortgeschrittene

Nicht nur der Rücken ist für eine gute Haltung wichtig, auch die Schultern und die Brustmuskeln spielen eine entscheidende Rolle – und dass wir die Arme täglich brauchen, ist wohl selbstverständlich. Diese Übungen haben es in sich! Viel Spaß!

Um die neutrale Position zu behalten, kippen Sie das Becken ganz leicht nach hinten, sonst passiert es leicht, dass Sie es versehentlich nach vorne schieben.

Seitstütz

1 Ausgangsposition
Begeben Sie sich in die Seitenlage. Die Beine sind angewinkelt und liegen übereinander, die Füße point. Heben Sie den Brustkorb an und stützen Sie sich so auf den linken Unterarm, dass er mit dem Oberarm einen rechten Winkel darstellt. Der Ellenbogen befindet sich in einer geraden Linie unter dem Schultergelenk. Der rechte Arm ist zur Seite parallel zum Boden ausgestreckt.

2 Los geht's!
Atmen Sie ein und spüren Sie die Streckung Ihrer Wirbelsäule.
Beim Ausatmen heben Sie das Becken seitlich vom Boden ab und strecken den rechten Arm über den Kopf. Die Handfläche zeigt zum Körper, die Schulter rotiert nach außen.
Beim Einatmen kommen Sie in die Ausgangsposition zurück.

Wiederholen Sie den Ablauf 10- bis 12-mal, dann wechseln Sie die Seite.

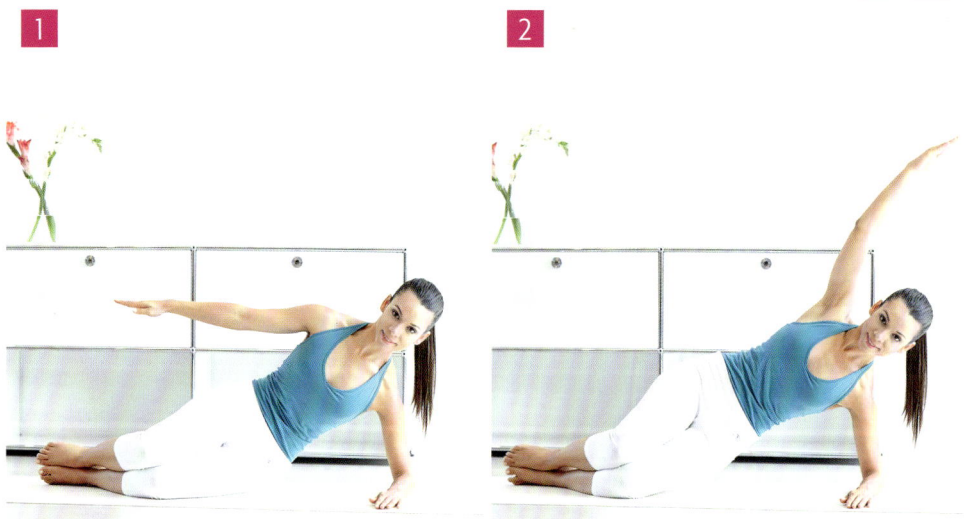

1

2

Gefallener Kellner

3 Ausgangsposition

Legen Sie sich auf die linke Seite. Heben Sie den Oberkörper und das Becken und stützen Sie sich mit der linken Hand ab, sodass der linke Arm diagonal platziert ist. Die Finger zeigen vom Körper weg. Das linke Bein ist angewinkelt, das rechte im 90-Grad-Winkel aufgestellt, sodass das Becken in der Luft schwebt. Becken und Rücken bilden eine Linie. Der rechte Arm ist zur Decke gestreckt, die Handfläche zeigt Richtung Füße. Der Kopf ist nach oben gedreht, und der Blick geht zur rechten Hand.

4 Los geht's!

Atmen Sie zur Vorbereitung ein.
Beim Ausatmen beugen Sie den linken Arm und ziehen den Ellenbogen eng zum Körper. Beugen Sie den rechten Arm, die Handfläche

Konzentrieren Sie sich darauf, den Schulter-Ohr-Abstand zu wahren. Außerdem darf der Ellenbogen nicht nach außen ausweichen.
Vergiss es bitte nie:
Schultern von den Ohren zieh'!

zeigt zur Decke, als ob Sie wie ein gefallener, aber dennoch besonders geschickter Kellner ein Tablett darauf balancieren.
Beim Einatmen kommen Sie zurück in die Ausgangsposition.

Wiederholen Sie die Übung 8- bis 10-mal, dann wechseln Sie die Seite.

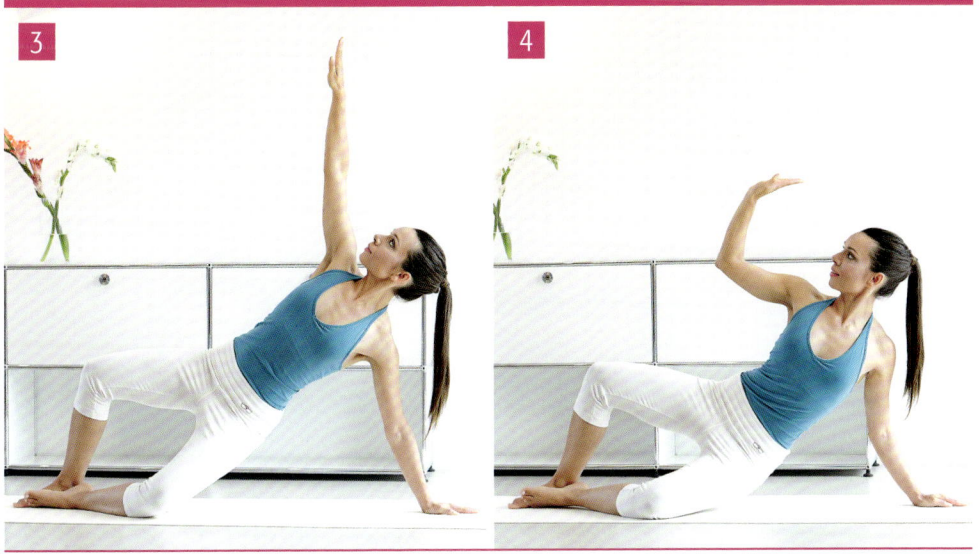

Superman

Ein Fitnesstipp von Superman persönlich. Leider wollte er nicht mit aufs Foto.

1 Ausgangsposition

Begeben Sie sich in den Liegestütz, die Knie sind jedoch abgelegt, die Beine etwas mehr als hüftbreit geöffnet. Stützen Sie sich auf die beiden Unterarme und stülpen Sie die eine Hand über die Faust der anderen. Der Rücken ist gerade und bildet eine Linie mit Becken und Kopf.

2 Los geht's!

Atmen Sie ein und strecken Sie sich innerlich. Beim Ausatmen heben Sie den rechten Arm nach vorn zur Seite an. Die Knie lösen sich vom Boden und bilden eine Linie mit dem Rücken.

Mit »schulterbreit« ist im Zusammenhang mit den Füßen die innere Schulterbreite gemeint, d. h. die Stelle, an der die Gelenke sitzen.

Geben Sie acht, dass Sie im Becken nicht durchhängen. Rollen Sie es eher etwas ein, um ein Hohlkreuz zu vermeiden. Die Schulterblätter ziehen Sie aktiv in Richtung Po.

Die linke Hand liegt flach am Boden.
Beim Einatmen kommen Sie in die Ausgangsposition zurück.

Wiederholen Sie die Übung mit der linken Seite, insgesamt 10- bis 12-mal.

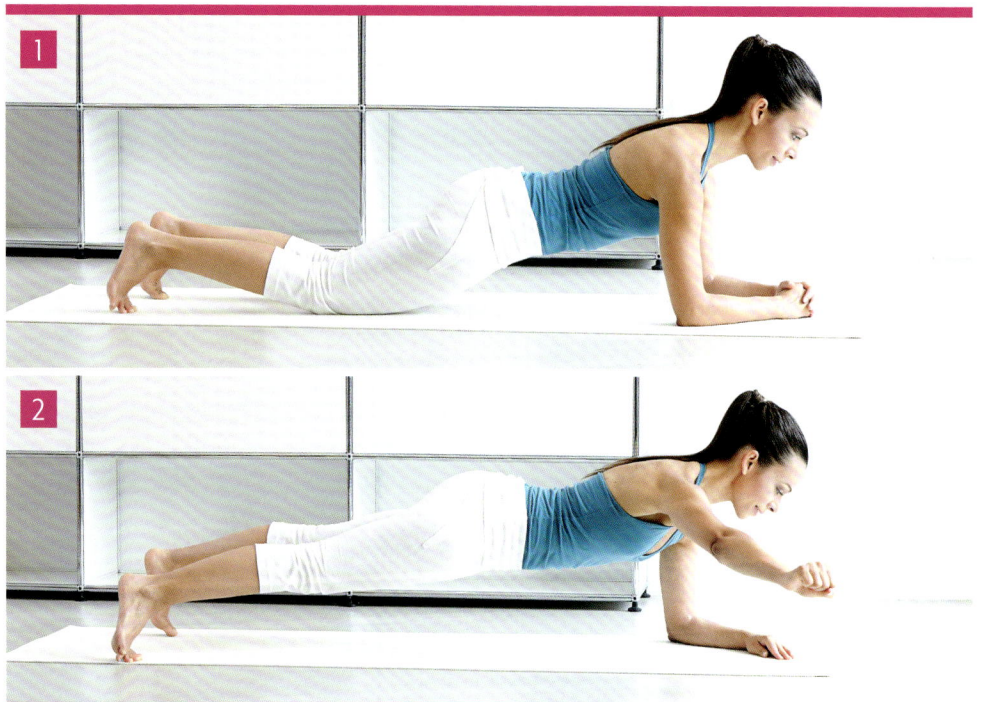

Willkommen!

3 Ausgangsposition

Begeben Sie sich in den Liegestütz, die Beine hüftbreit geöffnet. Der Rücken ist gerade und bildet mit dem Becken und dem Kopf eine Linie. Der Blick geht nach unten. Ebenso bilden Hand, Ellenbogen und Schultergelenk eine Linie. Die Fingerspitzen zeigen nach vorn.

4 Los geht's!

Beim Einatmen ziehen Sie die Wirbelsäule in die Länge.

Beim Ausatmen lösen Sie die rechte Hand vom Boden und öffnen sich nach rechts, bis der rechte Arm zur Decke zeigt. Die Füße drehen sich mit, bis das Gewicht rechts auf der Fußinnenkante, links auf der Außenkante lagert. Beim Einatmen kommen Sie zurück in die Ausgangsposition.

Beim nächsten Ausatmen wiederholen Sie die Übung in die andere Richtung, insgesamt 8- bis 10-mal pro Seite.

Um die Hände richtig auszurichten, gehen Sie folgendermaßen vor: Positionieren Sie die Hände unter den Schultern. Die Mittelfinger zeigen in einer geraden Linie nach vorne. Von den Mittelfingern ausgehend, spreizen Sie die anderen Finger leicht ab. So erreichen Sie den optimalen Stand.

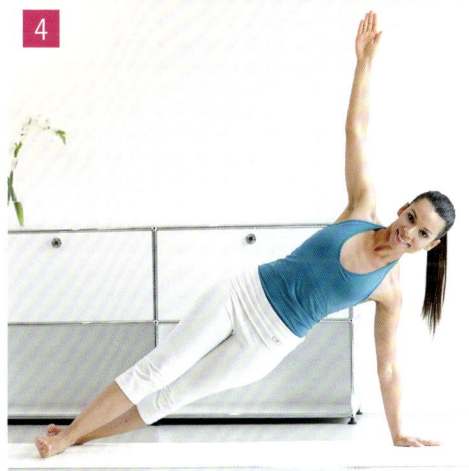

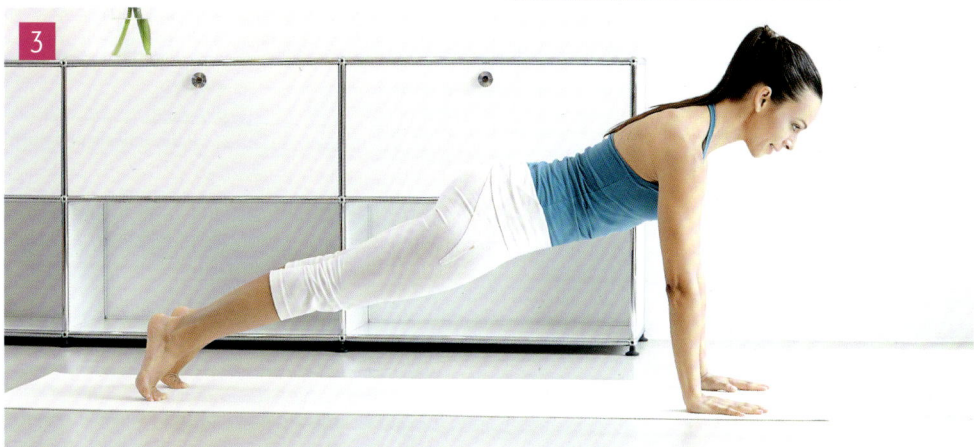

Liegestütz klassisch

1 Ausgangsposition

Begeben Sie sich in den Liegestütz. Der Rücken ist gerade und bildet mit Becken und Kopf eine Linie. Die Arme sind gebeugt, Ellenbogen und Arme liegen eng am Körper an. Halten Sie den Körper in einer geraden Linie.

2 Los geht's!

Beim Einatmen machen Sie sich lang, ziehen die Ellenbogen in Richtung Füße, verlängern Ihren Nacken.
Beim Ausatmen aktivieren Sie noch einmal bewusst das Powerhouse, strecken die Arme

Reihen Sie sich nicht ein in die Gruppe derjenigen, die mit der Anzahl von Liege-stützen angeben, die sie auf einmal be-wältigen können. Demonstrieren Sie lie-ber, wie langsam Sie Ihre Arme beugen und strecken können!
Bei Pilates ist wichtig:
Langsam ist richtig.

langsam und konzentriert und drücken sich nach oben.

Wiederholen Sie die Übung 8- bis 10-mal.

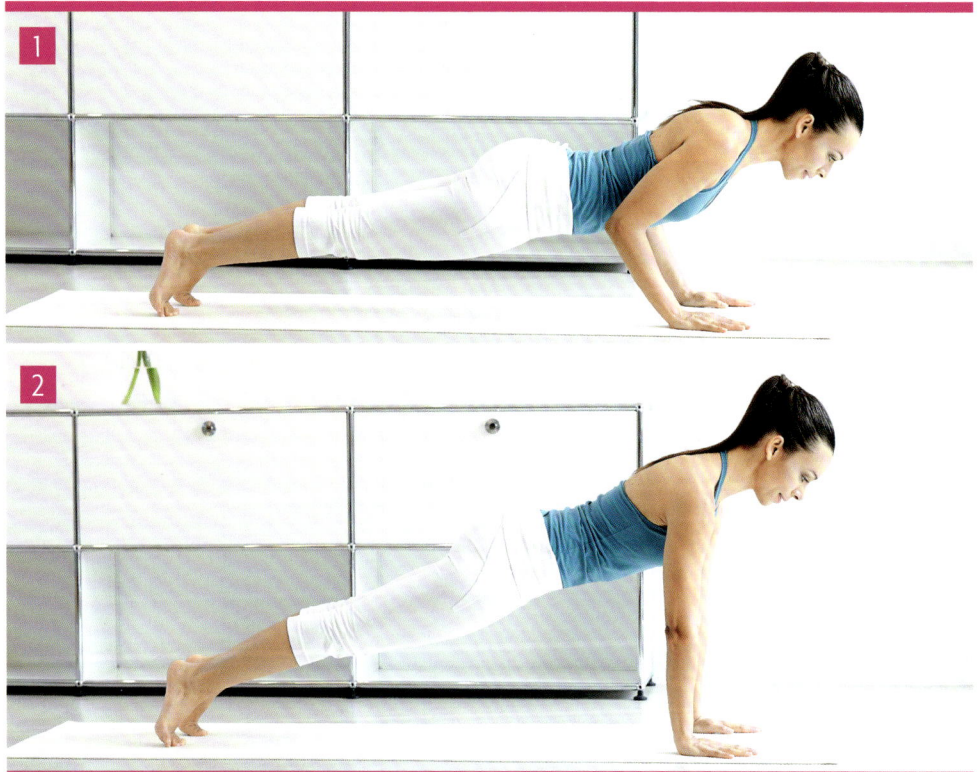

Seitstreckung

3 Ausgangsposition

Setzen Sie sich so hin, dass Ihr Gewicht auf der linken Gesäßhälfte liegt. Das linke Bein ist im 90-Grad-Winkel abgelegt, das rechte aufgestellt. Stützen Sie sich auf der linken Hand ab. Heben Sie den Brustkorb seitlich nach rechts oben an. Den rechten Handrücken legen Sie auf das Knie, der Arm ist locker gebeugt, die Handfläche zeigt nach oben. Das Becken ist neutral.

4 Los geht's!

Atmen Sie ein und strecken Sie die Wirbelsäule. Die Schulterblätter gleiten nach unten. Beim Ausatmen heben Sie Ihr Becken hoch, drehen es leicht auf und strecken das linke Bein gerade aus, sodass es den Boden nicht mehr berührt. Den rechten Arm führen Sie in einem großen Bogen über den Kopf, sodass er mit dem Bein eine Linie bildet.

Achten Sie darauf, dass das Standbeinknie nicht nach innen fällt!

Beim Einatmen kommen Sie zurück in die Ausgangsposition.

Pro Seite 8- bis 10-mal wiederholen.

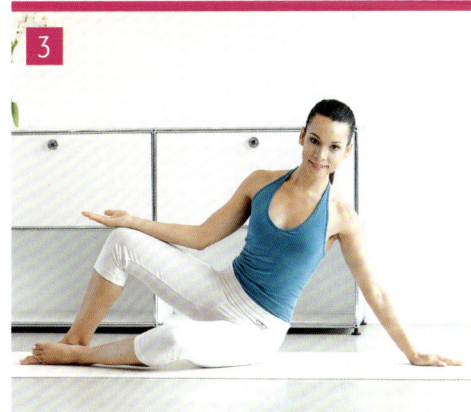

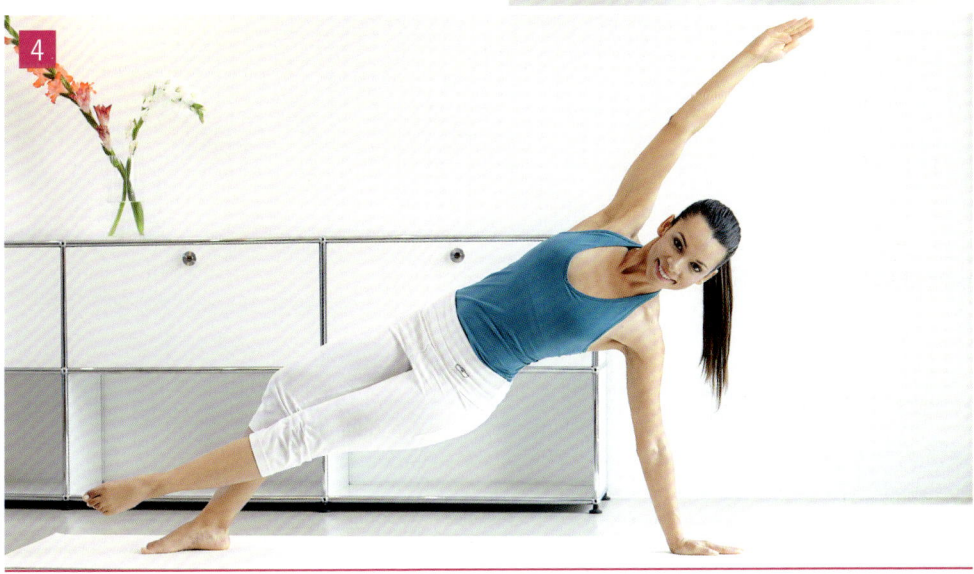

Schranke

1 Ausgangsposition

Setzen Sie sich mit ausgestreckten Beinen hin, die Füße point. Bringen Sie das Gewicht hinter Ihre Sitzknochen, indem Sie sich etwas nach hinten lehnen und auf beiden Händen abstützen. Die Hände sind leicht hinter den Schultern positioniert und zeigen entweder zum Körper oder zur Seite. Die Arme sind gebeugt. Ziehen Sie die Ellenbogen nach innen zum Körper.

Hängen Sie nicht durch! Die Schranke muss sich so weit öffnen, dass der Zug darunter durchpasst. Ein Durchbiegen in die andere Richtung ist ebenso wenig erwünscht. Das aktive Powerhouse verhindert, dass sich Körperteile bewegen, die eigentlich statisch sein sollen.
Bauch rein – Powerhouse ein!

2 Los geht's!

Atmen Sie zur Vorbereitung ein und verlängern Sie die Wirbelsäule.
Beim Ausatmen heben Sie das Becken an, bis es eine diagonale Linie mit den Beinen und dem Rücken bildet. Der Blick geht nach vorne.
Beim Einatmen halten Sie die Position.
Beim Ausatmen kommen Sie in die Ausgangsposition zurück.

Wiederholen Sie die Übung 10- bis 12-mal.

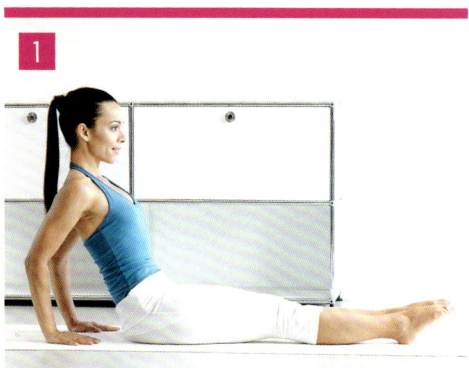

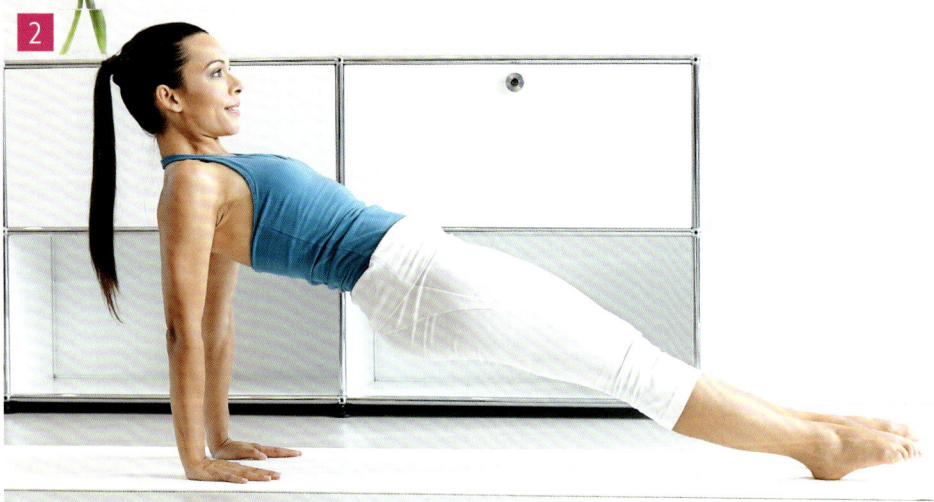

Armkreise

3 Ausgangsposition

Begeben Sie sich in den Kniestand, die Füße sind point. Wenn Ihren Knien der Untergrund zu hart ist, legen Sie eine Decke darunter. Heben Sie die Füße an. Neigen Sie den geraden Oberkörper leicht nach vorne, die Arme sind lang nach vorne ausgestreckt. Die Handflächen zeigen zueinander.

4 Los geht's!

Beim Einatmen machen Sie sich lang.
Beim Ausatmen lassen Sie die Arme gegeneinander aus dem Schultergelenk heraus kreisen. Beim Einatmen treffen sie sich wieder in der Mitte.

Bei dieser Übung geht es darum, mithilfe des aktiven Powerhouses die Balance zu halten. Die Koordination verlangt Ihre ganze Aufmerksamkeit!
Wenn Sie die Übung beherrschen, können Sie den Schwierigkeitsgrad erhöhen, indem Sie die Matte eingerollt unter Ihre Knie legen. So wird Ihr Stand instabiler.

Nach 6 bis 8 Wiederholungen wechseln Sie die Richtung. Wahlweise erhöhen Sie den Schwierigkeitsgrad und führen die Übung immer in abwechselnde Richtungen durch, insgesamt 12- bis 16-mal. Aber kommen Sie nicht durcheinander.

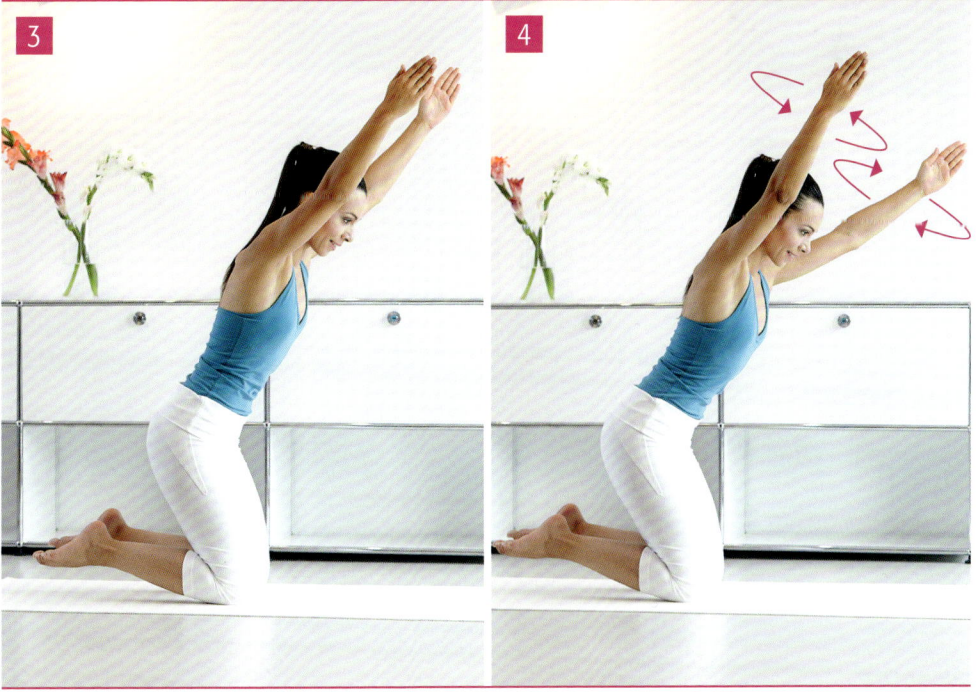

Schultern-Arme-Brust-Programme für AnfängerInnen

Programm 1

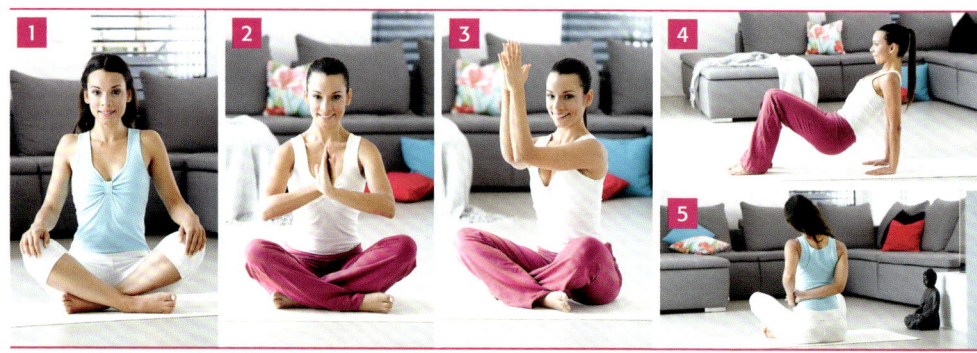

Programm 2

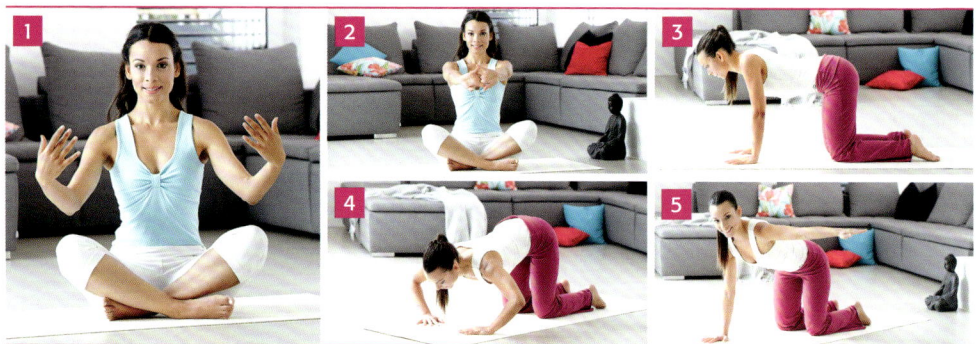

Programm 3

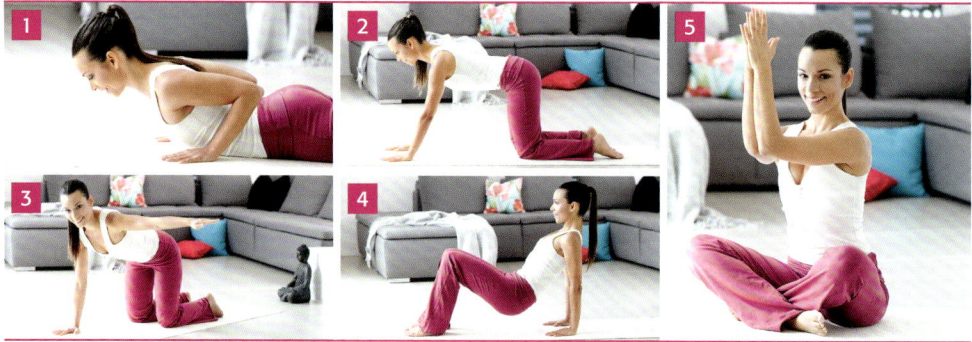

Schultern-Arme-Brust-Programme für Fortgeschrittene

Programm 1

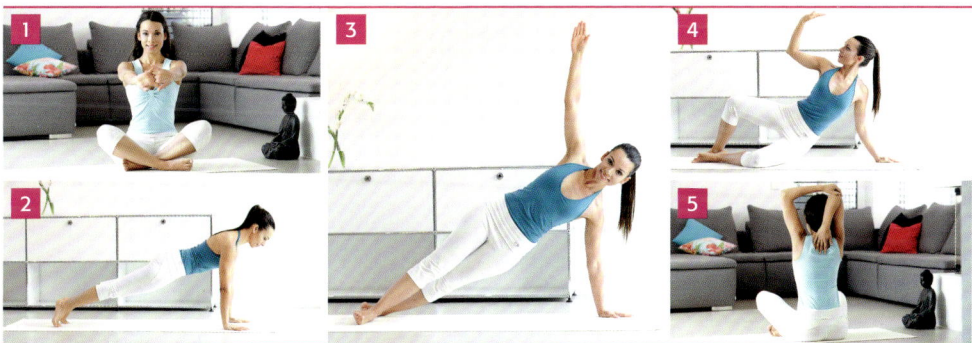

Programm 2

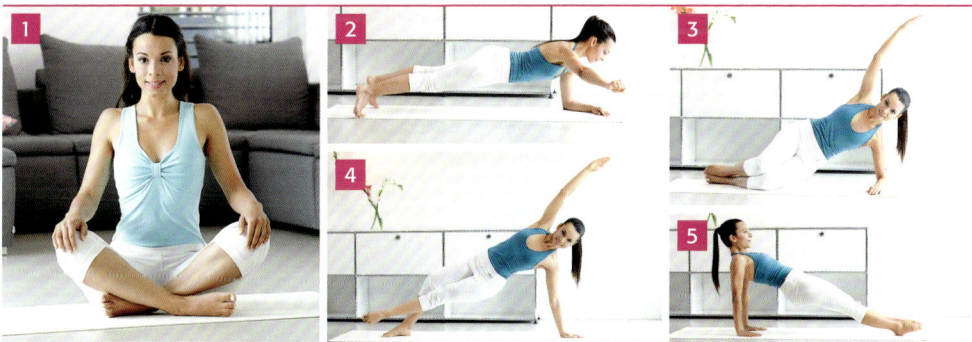

Programm 3

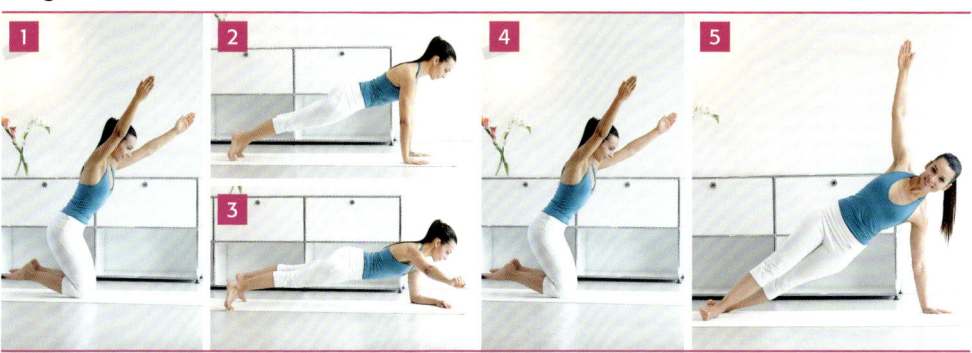

Pilates mit Zusatzstoffen

Pimpen Sie die Übungen mit Haushaltsgegenständen!
Mit Strumpfhose, Stuhl und Wasserflasche bewaffnet können
Sie sich ein ganz neues Übungsprogramm zusammenstellen.
Das sorgt für Vielfalt und andauernden Spaß – denn Ihren
Ideen sind keine Grenzen gesetzt!

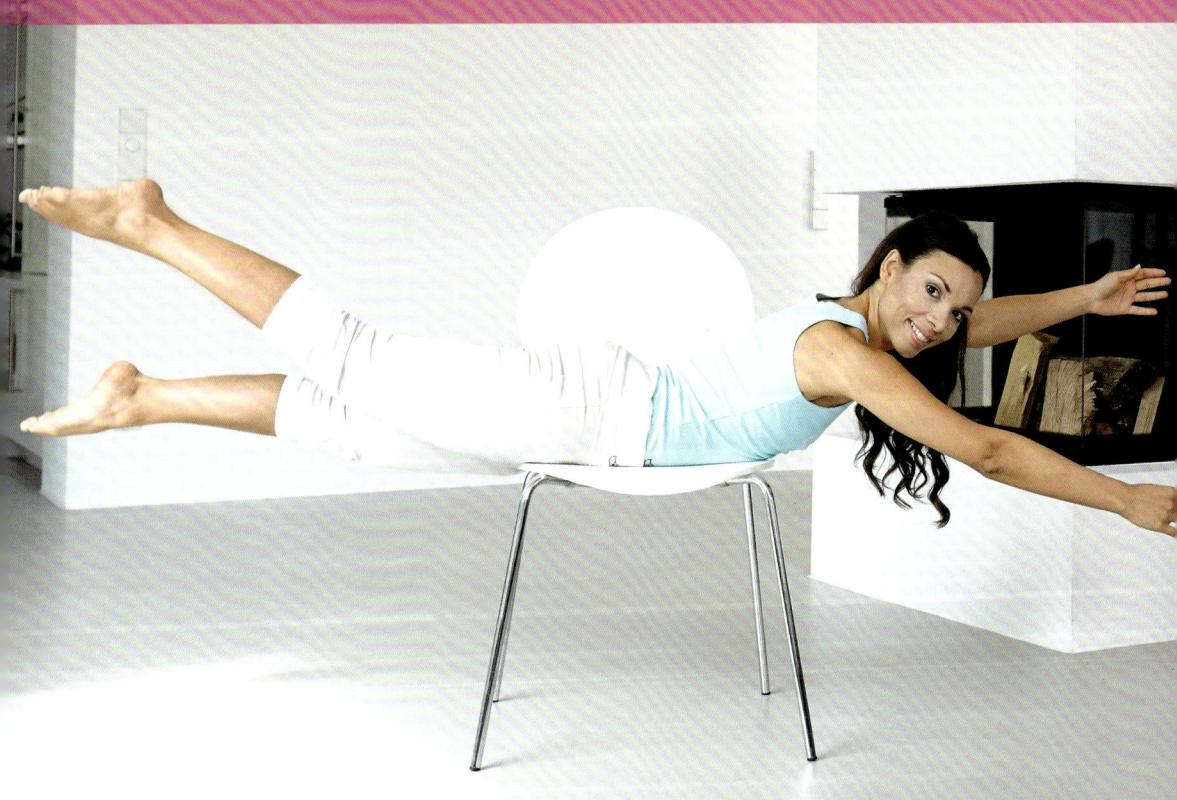

Neues aus dem Haushaltsstudio

Es gibt viele Sportgeräte, mit denen sich die Pilates-Übungen verfeinern lassen. Blöd ist nur, dass sie in der Regel eine Stange Geld kosten, die man lieber für etwas anderes ausgegeben hätte. Ich habe deshalb meine Wohnung durchsucht und ein paar praktische Alternativen zu teuren Sportgeräten gefunden, die auch Sie vorrätig haben dürften.*

Ich zeige Ihnen als Beispiel einige bereits bekannte Übungen, die Sie mit den Hilfsmitteln durchführen können. Dies ist als Anregung gedacht. Danach ist es an Ihnen, weitere Übungen aus dem Hauptteil mit den Gegenständen anzureichern und zu verändern. Lassen Sie Ihrer Fantasie freien Lauf und probieren Sie nach Herzenslust herum!

Die Hilfsmittel, um die es hier geht, sind:

Die Strumpfhose

Feinstrumpfhosen eignen sich genauso wie Wollstrumpfhosen. Laufmaschen dürfen sein. Endlich haben die kaputten Strumpfhosen wieder einen Zweck! Strumpfhosen eignen sich als Widerstand oder als Zugband, sie können eine Übung also wahlweise schwieriger oder leichter machen.

Der Stuhl

Da muss ich nicht viel erklären. Sie werden aber staunen, was man mit so einem Stuhl alles anstellen kann! Dass man auf einem Stuhl sitzen und so einige Übungen variieren kann, ist klar. Sie können ihn jedoch auch als Stütze benutzen, um die Balance besser halten zu können. Oder aber Sie legen sich drauf und schweben mit Armen und Beinen in der Luft. So wird manch eine Übung zu einer echten Herausforderung!

Die Wasserflasche

Am besten eignen sich Flaschen aus hartem Plastik, die 0,5 bis 1 Liter fassen. Man kann sie als Hanteln, Rollen oder Widerstand benutzen. Sinnvoll ist es natürlich, wenn sie mit Wasser gefüllt sind. Oder mit Sand. Oder mit Blei. Wie Sie es am liebsten haben! Sehr gut kann man sie auch unter die Knie oder Füße legen, um den Gleichgewichtssinn zu fördern.

Halten Sie die Augen offen! Wenn Ihnen im Alltag Dinge begegnen, die Sie für Pilates-tauglich halten, probieren Sie sie einfach aus! Alle Mittel sind erlaubt, solange Sie auf die richtige Haltung achten. Ich wünsche Ihnen viel Spaß beim Ausprobieren!

* Wenn Sie ein Mann sind oder aus anderen Gründen keine Strumpfhose parat haben, fragen Sie Ihre Nachbarin. Sagen Sie einfach, es sei für einen guten Zweck.

Strumpfhosenpilates

Schmetterling (s. S. 63)

Ausgangsposition
Binden Sie die Oberschenkel mit der Strumpfhose zusammen – nicht zu fest! Machen Sie
einen Doppelknoten. Legen Sie sich auf den
Rücken und bringen Sie die Beine in die Stufenposition. Das Becken ist neutral, die Schulter-

blätter sind entspannt am Boden ausgebreitet,
die Arme liegen seitlich am Körper. Der Nacken
ist lang.

1 Los geht's!
Atmen Sie zur Vorbereitung ein.
Beim Ausatmen öffnen Sie die Beine und
ziehen die Strumpfhose auseinander.
Beim Einatmen schließen Sie die Beine
wieder.

Wiederholen Sie die Übung 8- bis 10-mal.

Pinsel (s. S. 64)

Ausgangsposition
Legen Sie sich mit langen Beinen auf den Rücken. Das rechte Bein stellen Sie auf, das linke
strecken Sie zur Decke aus. Schlingen Sie die
Strumpfhose um den linken Fuß und nehmen
Sie sie in die linke Hand. Der rechte Arm liegt
entspannt am Boden, Wirbelsäule und Becken
sind neutral.

2 Los geht's!
Beim Einatmen ziehen Sie sich in die Länge.
Beim Ausatmen beginnt das linke Bein, Kreise
an die Decke zu zeichnen. Die Strumpfhose er-
leichtert es Ihnen, das Bein gestreckt zu halten.
Beim Einatmen kommt das linke Bein in die
Ausgangsposition zurück.

Wiederholen Sie die Malübungen 6- bis 8-mal,
dann wechseln Sie das Bein und die Hand.

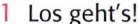

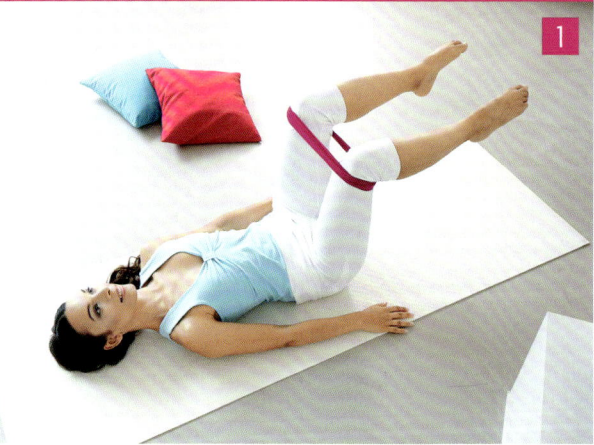

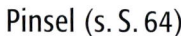

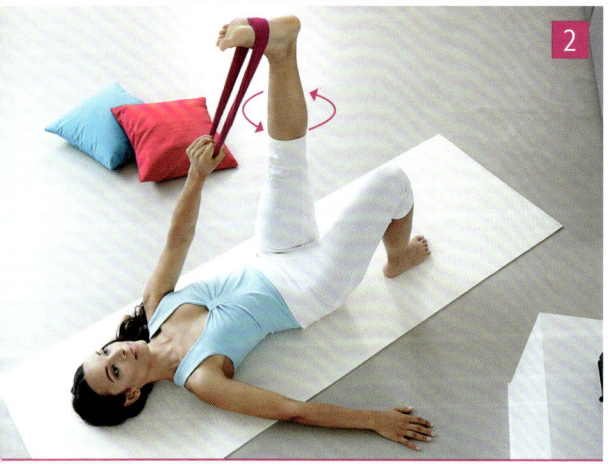

Gezogenes Aufrollen
(s. S. 20 und S. 28)

Die Strumpfhose verhindert bei dieser Übung das Schwungholen.

Ausgangsposition

Legen Sie sich auf den Rücken und legen Sie die Strumpfhose um die geflexten Füße. Die Hände greifen die Strumpfhose, sodass schon etwas Zug darauf ist. Die Arme sind etwas vom Boden abgehoben.

3 Los geht's!

Beim Einatmen machen Sie sich lang.
Beim Ausatmen heben Sie die gestreckten Arme höher an. Gleichzeitig heben Sie Wirbel für Wirbel den Kopf, die Schulter und die Brust. Kommen Sie so weit hoch, wie es für Sie möglich ist, egal, ob bis zum Sitzen oder halb so weit.
Beim Einatmen halten Sie Ihre individuelle Endposition.
Beim Ausatmen rollen Sie sich wieder ab.

Wiederholen Sie die Übung 6- bis 10-mal.

Armziehen/Fersensitz
(s. S. 40 und S. 99)

Ausgangsposition

Knoten Sie die Strumpfhose um die Hände. Die Daumen können frei bleiben. Setzen Sie sich auf die Fersen (Schneidersitz, Stuhl oder ausgestreckte Beine sind ebenso möglich). Der Oberkörper ist leicht nach vorne geneigt, der Rücken bleibt gerade. Die Schulterblätter sind tief, die Arme nach oben ausgestreckt.

4 Los geht's!

Beim Einatmen verlängern Sie Rücken und Nacken.
Beim Ausatmen ziehen Sie die Strumpfhose auseinander.
Beim Einatmen lösen Sie die Spannung etwas.

Wiederholen Sie die Übung 8- bis 10-mal.

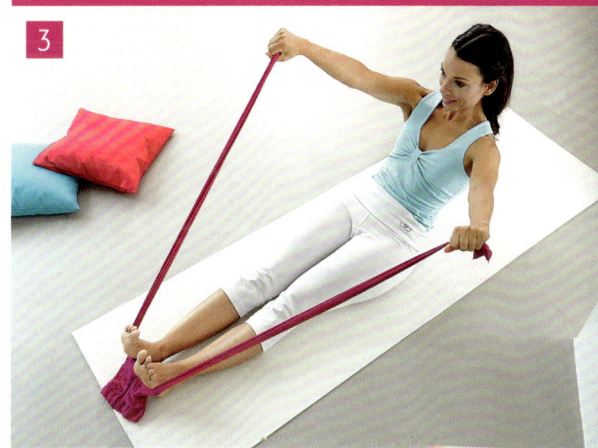

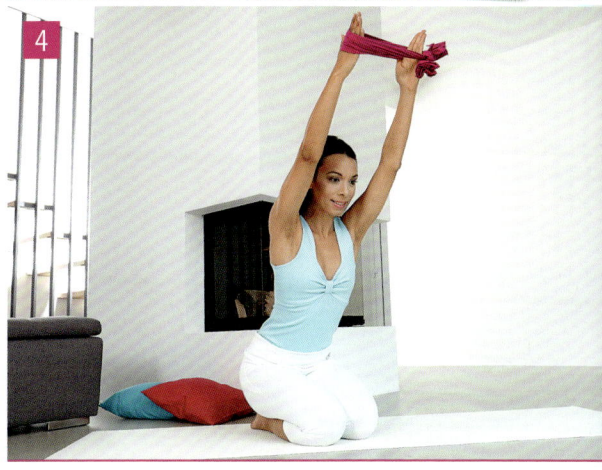

Stuhlpilates

Spirale (s. S. 42 und 49)

Ausgangsposition

Setzen Sie sich mit geradem Rücken auf die Stuhlkante. Runden Sie die Arme, als ob Sie einen großen Ball umarmten. Der Blick geht in die Handflächen. Die Sitzknochen sind auf der Sitzfläche fest verankert.

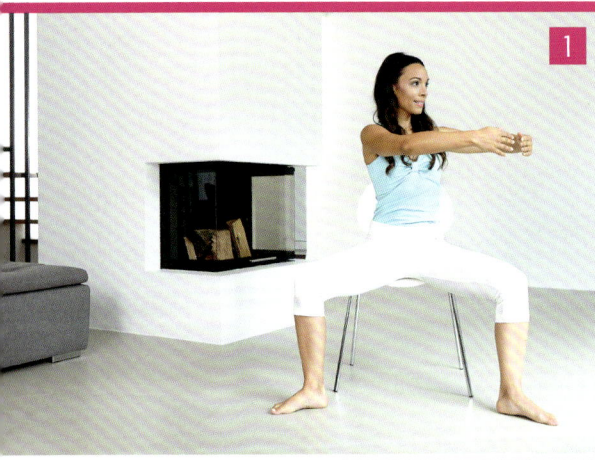

1 Los geht's!

Atmen Sie zur Vorbereitung tief in den Bauch (AnfängerInnen) oder die Rippen (Fortgeschrittene) ein.

Beim Ausatmen drehen Sie sich Wirbel für Wirbel wie eine Spirale nach links. Das Becken bleibt ruhig!

Beim Einatmen kommen Sie zurück in die Ausgangsposition. Beim nächsten Ausatmen drehen Sie sich nach rechts.

Wiederholen Sie den gesamten Ablauf 8- bis 10-mal.

Pendel (s. S. 70)

Ausgangsposition

Stellen Sie sich seitlich hinter den Stuhl und legen Sie die rechte Hand locker auf die Stuhllehne. Die Füße stehen parallel, das Becken ist neutral. Die Sitzknochen fallen senkrecht nach unten in Richtung Boden.

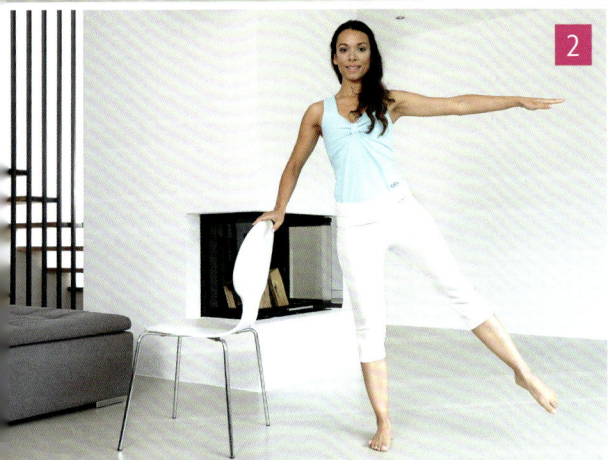

2 Los geht's!

Beim Einatmen ziehen Sie die Wirbelsäule in die Länge.

Beim Ausatmen ziehen Sie den Bauchnabel nach innen und heben das linke Bein und den linken Arm seitlich nach oben an. Der Fuß darf point oder flex sein.

Beim Einatmen kommen Sie in die Ausgangsposition zurück.

Pro Seite 8- bis 10-mal wiederholen.

BergsteigerIn (s. S. 76)

Ausgangsposition

Stellen Sie sich vor den Stuhl und stützen Sie sich mit den Händen auf die Sitzfläche. Die Hände sind schulterbreit geöffnet, die Beine hüftbreit. Schieben Sie die Schultern von den Ohren weg. Der Kopf bildet die Verlängerung des Rückens, der ganze Körper ist in einer Linie.

3 Los geht's!

Atmen Sie zur Vorbereitung ein. Der Bauch wölbt sich (AnfängerInnen) oder die Rippenbögen weiten sich (Fortgeschrittene).
Beim Ausatmen aktivieren Sie das Powerhouse und lösen das rechte Bein vom Boden. Strecken Sie die Zehen weg.
Beim Einatmen setzen Sie es wieder auf.

Beim nächsten Ausatmen wiederholen Sie die Übung mit dem linken Bein. Insgesamt führen Sie die Übung 6- bis 8-mal pro Bein durch.

Schieben Sie den Stuhl nicht weg, stützen Sie sich nur darauf!

ProfischwimmerIn (s. S. 51)

Ausgangsposition

Legen Sie sich bäuchlings auf den Stuhl. Bauchdecke und Becken liegen auf der Sitzfläche, der Rest des Körpers schwebt. Beine und Arme sind ausgestreckt, die Schulterblätter gleiten Richtung Po. Der Kopf bildet die Verlängerung des Rückens, der Blick geht zum Boden. Wenn Ihnen das unbehaglich ist, heben Sie den Kopf ein wenig.

4 Los geht's!

Beim Einatmen verlängern Sie den Körper nochmals.
Beim Ausatmen strampeln Sie kontrolliert mit den Armen und Beinen. Lassen Sie Ihre Atmung nun weiter ein- und ausfließen, während Ihre Bewegung schneller als die Atmung ist.

Schwimmen Sie 6 bis 8 Atemzüge weiter.

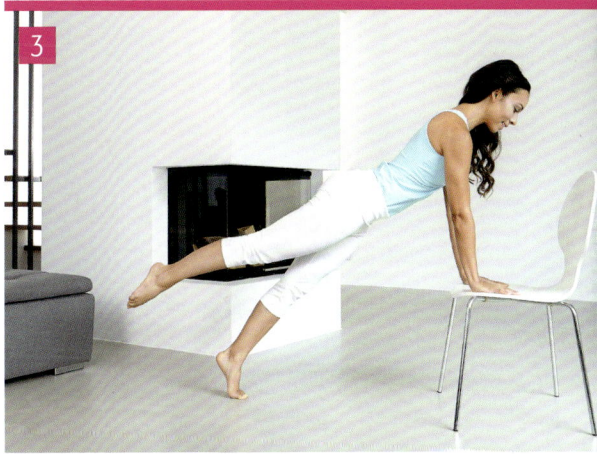

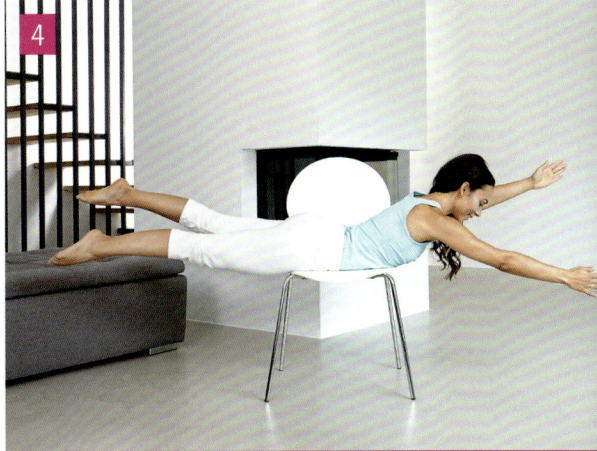

Wasserflaschenpilates

Schunkelnde Meerjungfrau (s. S. 48)

Ausgangsposition

Setzen Sie sich aufrecht in den Z-Sitz. Der rechte Arm ist auf Schulterhöhe zur Seite ausgestreckt, die linke Hand ruht mit ausgestrecktem Arm auf der Flasche. Wirbelsäule und Nacken sind lang, die Sitzknochen fest am Boden.

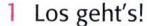

1 Los geht's!

Beim Einatmen ziehen Sie sich in die Länge. Beim Ausatmen rollen Sie die den linken Arm an der Flasche entlang. Oberkörper und Sitzknochen gehen mit, das Becken hebt sich rechts und der rechte Arm geht nach oben. Beim Einatmen kommen Sie in die Ausgangsposition zurück.

Wiederholen Sie die Übung 6- bis 8-mal, dann wechseln Sie die Seite. Bringen Sie das rechte Bein nach vorn und positionieren Sie die Flasche unter der rechten Hand.

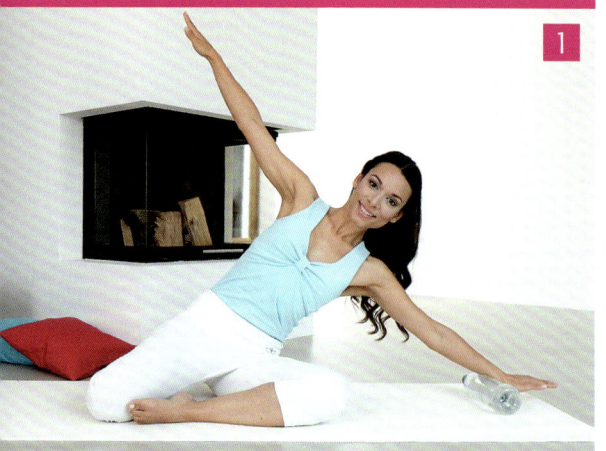

Crunch für Flaschen (s. S. 18 und S. 23)

Ausgangsposition

Legen Sie sich auf den Rücken, das Becken ist neutral. Klemmen Sie die Flasche zwischen die Oberschenkel und heben Sie die Beine an. Legen Sie die Hände so an den Hinterkopf, dass Sie die Ellenbogen aus den Augenwinkeln sehen können.

2 Los geht's!

Atmen Sie in den Bauch (AnfängerInnen) bzw. die Rippenbögen (Fortgeschrittene) ein. Beim Ausatmen aktivieren Sie das Powerhouse und rollen Kopf und Schultern bis zur unteren Schulterblattkante auf. Dabei drücken Sie die Flasche mit den Oberschenkeln fest zusammen. Bei Einatmen senken Sie den Kopf wieder.

Wiederholen Sie die Übung 6- bis 10-mal.

Hebebrücke (s. S. 65)

Ausgangsposition

Legen Sie sich auf den Rücken und stellen Sie die Füße auf die Flasche. Rollen Sie sich vom Becken ausgehend auf, bis Ihr Gewicht zwischen den Schulterblättern ruht.

3 Los geht's!

Atmen Sie zur Vorbereitung ein.
Beim Ausatmen heben Sie einen Fuß mit gebeugtem Knie ab.
Beim Einatmen setzen Sie ihn wieder auf die Flasche auf.

Beim nächsten Ausatmen wechseln Sie den Fuß. Wiederholen Sie den ganzen Ablauf 6- bis 8-mal.
Achten Sie darauf, dass Ihre Knie ruhig bleiben – vor allem beim Standbein!

Flaschenhalter (s. S. 45)

Ausgangsposition

Legen Sie sich mit gestreckten Beinen auf den Bauch, die Füße ausgestreckt. Das Becken ist eingerollt, die Bauchdecke nach innen oben angehoben. Ziehen Sie die Schultern von den Ohren weg und strecken Sie die Arme nach vorne aus. In jede Hand nehmen Sie eine Flasche.

4 Los geht's!

Beim Einatmen ziehen Sie sich in die Länge, die Beine werden ganz lang.
Beim Ausatmen heben Sie den Brustkorb an und beugen die Arme.

Beim Einatmen kommen Sie zurück in die Ausgangsposition.

Wiederholen Sie die Übung 6- bis 8-mal.

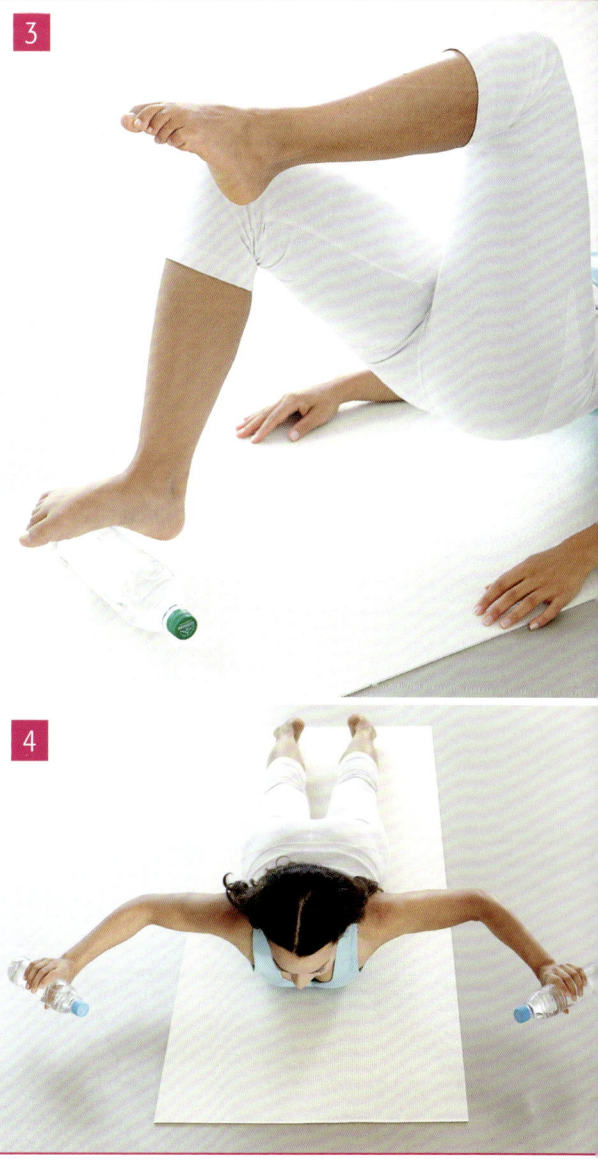

5-Minuten-Programme

Keine Zeit für Sport? Brauchen Sie auch nicht. 5 Minuten hat man immer noch irgendwo übrig. Gönnen Sie sich eine kurze Pause vom Alltag und machen Sie Pilates! Tanken Sie Energie und meistern Sie den Rest des Tages ganz entspannt.

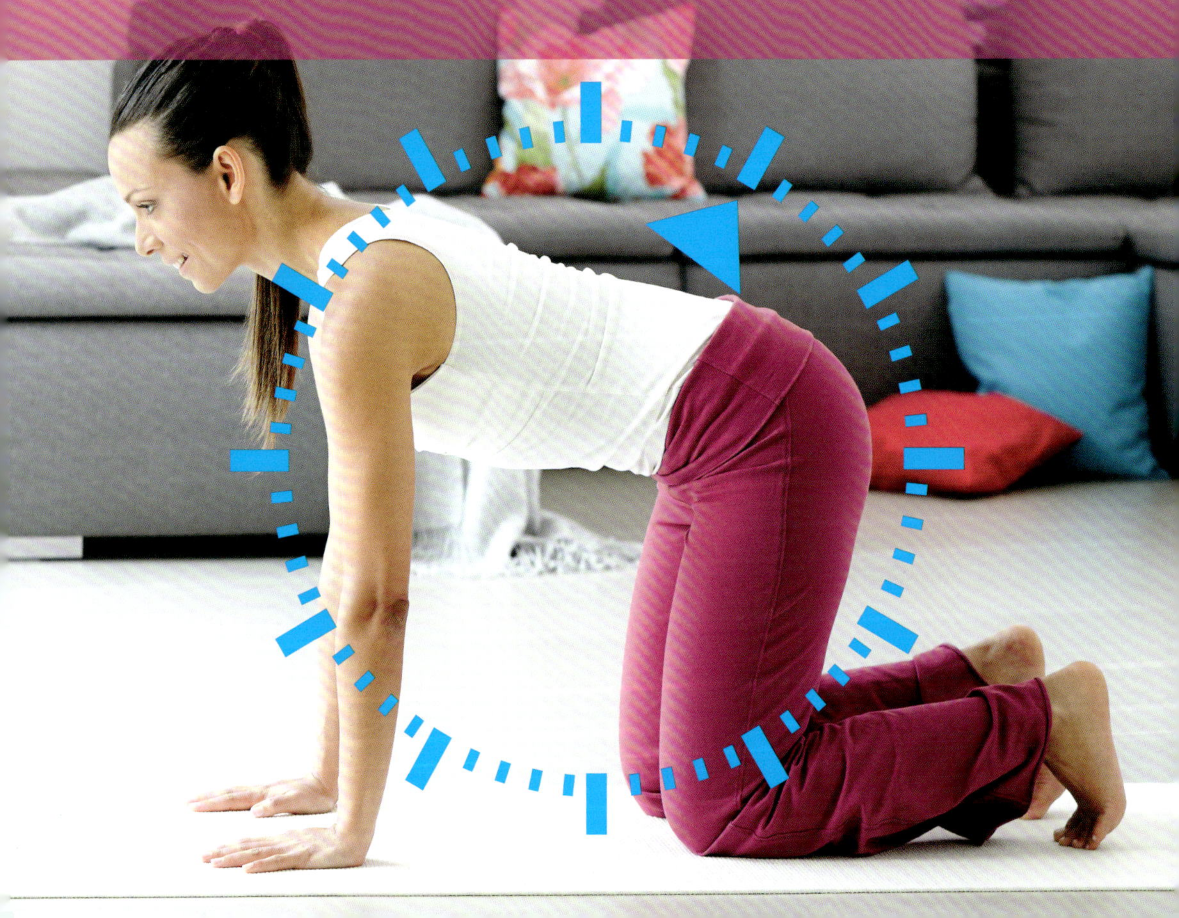

Kurzprogramme für alle!

Hier habe ich Ihnen ein paar Programme zusammengestellt, mit denen Sie in 5 Minuten alle Körperregionen trainieren. Es gibt sieben Programme für AnfängerInnen und sieben für Fortgeschrittene.

Anhand der Fotos erkennen Sie die jeweiligen Übungen leicht wieder. Wir haben sowohl die Ausgangsposition als auch die Los-geht's-Position abgebildet. Die genauen Beschreibungen zu den Übungen finden Sie im Hauptteil, die Seitenzahlen haben wir angegeben. Zur Erleichterung ist vermerkt, wann Sie ein- und wann ausatmen sollen. Jedes Programm nimmt genau eine Seite ein, sodass Sie jederzeit den Überblick behalten und beim Trainieren nicht umblättern müssen.

Die Kurzprogramme bieten Ihnen die Möglichkeit, jeden Tag ein wenig zu trainieren. Es ist nämlich genauso effektiv, jeden Tag ein wenig zu üben wie einmal in der Woche eine Stunde. Nehmen Sie die Trainingszeit am besten als festen Bestandteil in Ihren Tagesablauf auf.

Sie werden sehen, wie frisch und energiegeladen Sie sich schon nach einem einzigen 5-Minuten-Programm fühlen. Bald können Sie sich gar nicht mehr vorstellen, einen Tag ohne Pilates zu verbringen. Sie glauben mir nicht? Dann probieren Sie es doch einfach aus. Aber verstehen Sie mich nicht falsch – ich bestehe nicht darauf. Wann, wie lange und wie oft Sie üben, geht mich gar nichts an. Ich möchte nur, dass Sie sich wohlfühlen.

Wenn Sie nach einem Kurzprogramm noch Zeit und Lust haben, bleibt es Ihnen natürlich freigestellt, mehrere Programme nacheinander durchzuturnen. Wahlweise können Sie die Übungen jeweils auch einfach öfter wiederholen, 18-mal dürfte aber reichen. Natürlich können Sie auch die Kurzprogramme mit den Haushaltsgegenständen variieren. Legen Sie doch einfach mal einen Strumpfhosen- oder Flaschentag ein! Ihrer Fantasie sind wie immer keine Grenzen gesetzt.

Ich wünsche Ihnen viel Spaß!

5-Minuten-Programme für AnfängerInnen
1. Bikinifit

S. 16 Gummiband

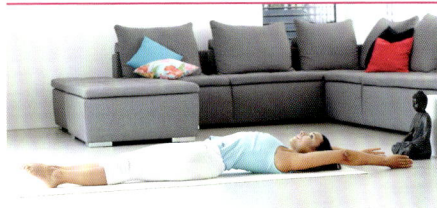 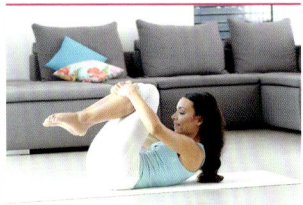

Einatmen   Ausatmen

S. 18 Einarmiger Crunch

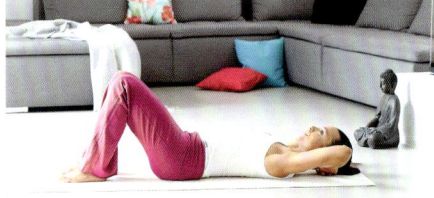 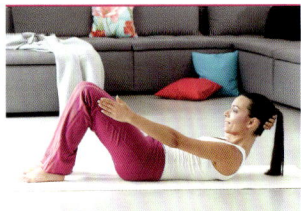

Einatmen   Ausatmen

S. 63 Schmetterling

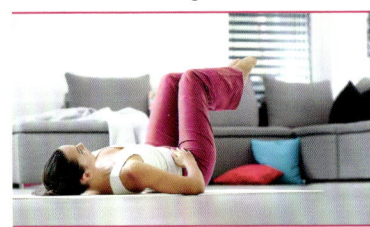 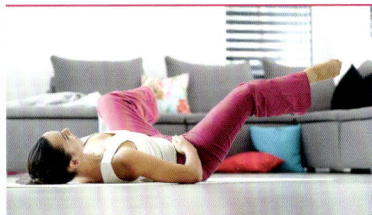

Einatmen   Ausatmen

S. 86 Lieblingsgericht   S. 42 Wirbelsäulendehnung

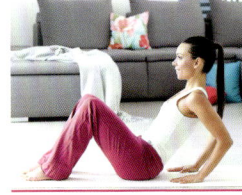 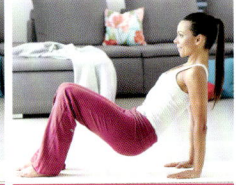   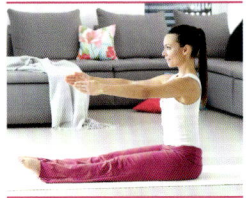 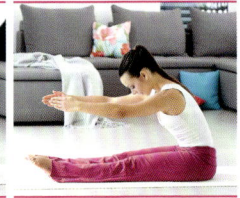

Einatmen   Ausatmen   Einatmen   Ausatmen

2. Aufwachen

S.38 Genuss-Streckung

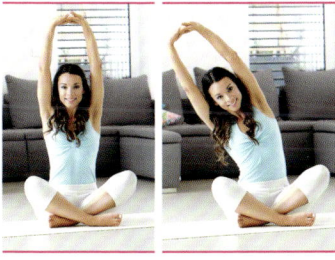

Einatmen   Ausatmen

S.85 Brustdrücken

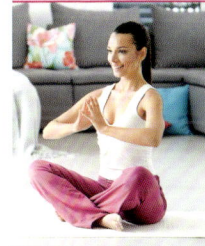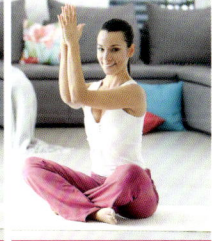

Einatmen   Ausatmen

S.41 Dehndrehung

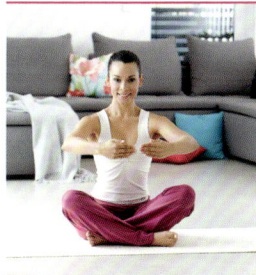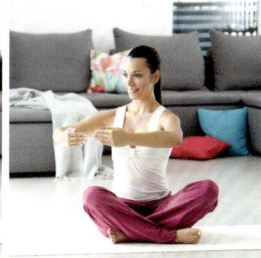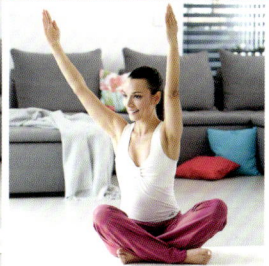

Einatmen   Ausatmen   Weiter ausatmen

S.25 Erotische Meerjungfrau

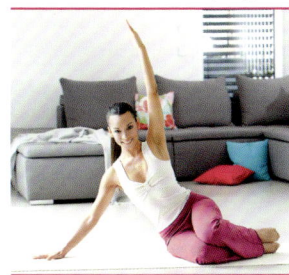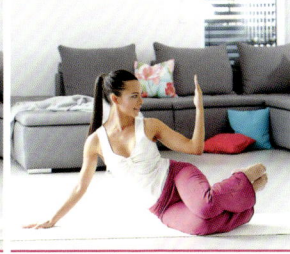

Einatmen   Ausatmen

S.82 Schulterbegrüßung

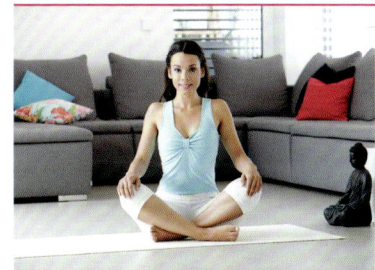

Fließend atmen

3. Auf die Knie, fertig, los!

S. 38 Katzenbuckel

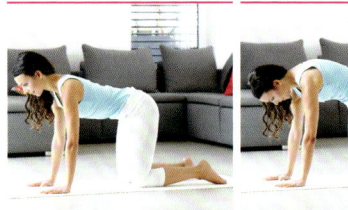

Einatmen   Ausatmen

S. 88 Schulterflug

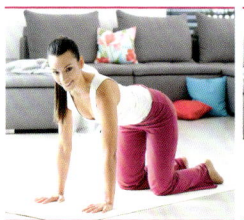

Einatmen   Ausatmen

S. 46 TrockenschwimmerIn

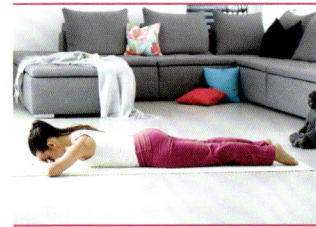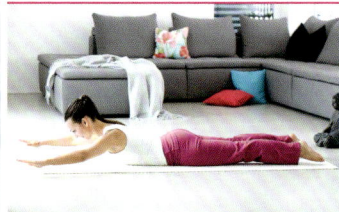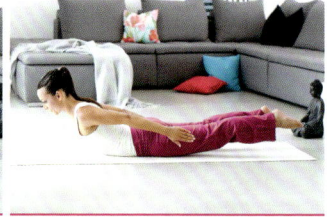

Einatmen   Ausatmen   Weiter ausatmen

S. 68 Scheibenwischer

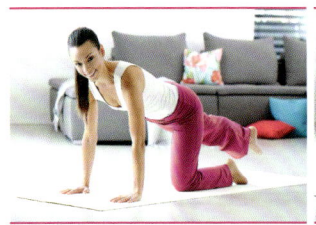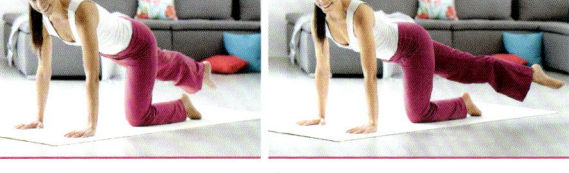

Einatmen   Ausatmen

S. 39 Schaukeln

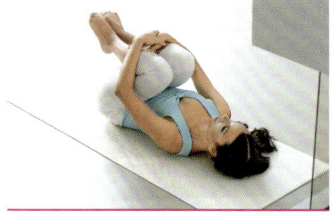

Fließend atmen

4. Liegen geblieben

S.60 Beinrückdehnung

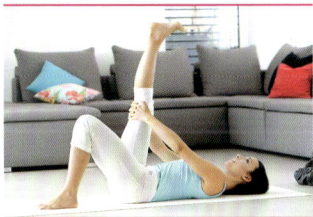

Fließend atmen

S.19 Schräger Crunch

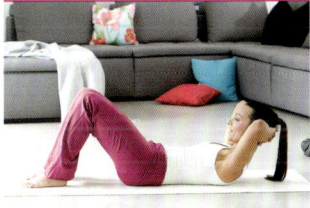

Einatmen   Ausatmen

S.20 Unterstütztes Aufrollen

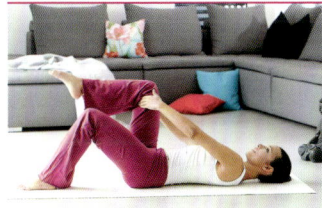

Einatmen   Ausatmen

S.62 Langes Bein

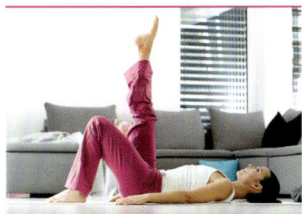

Einatmen   Ausatmen

S.64 Pinsel

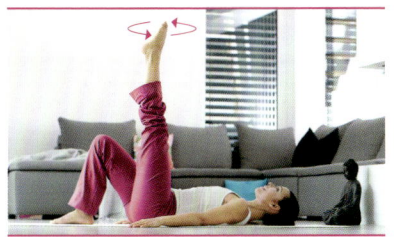

Einatmen,
ausatmen

S.60 Seitliche Iliodehnung

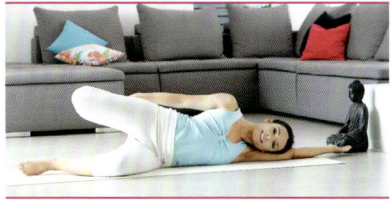

Fließend atmen

5. Schlank und sexy

S. 82 Handgelenksdehnung

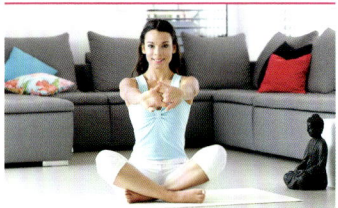

Fließend atmen

S. 90 Schulterpresse

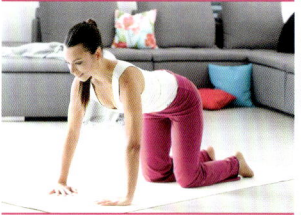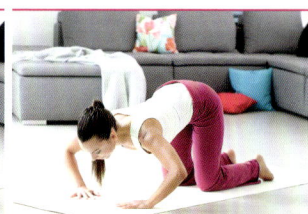

Einatmen   Ausatmen

S. 44 Schwebender Vierfüßler

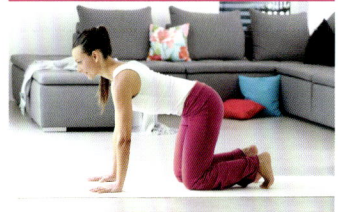

Einatmen   Ausatmen

S. 47 Fisch

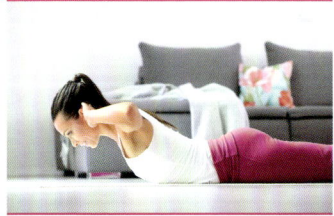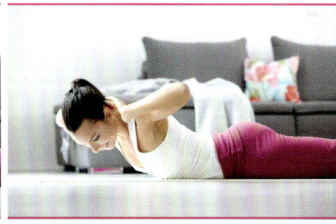

Einatmen   Ausatmen

S. 24 Einbeiniges Abrollen

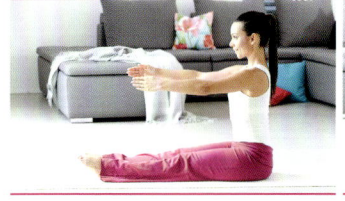

Einatmen   Ausatmen

S. 39 Schaukeln

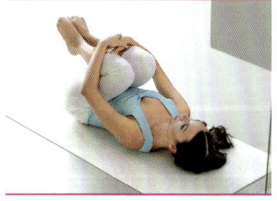

Fließend atmen

6. Bauch-Beine-Po

S.60 Hüftgelenksbegrüßung

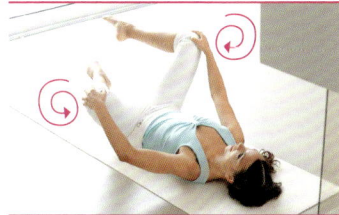

Fließend atmen

S.21 Taillen-Crunch

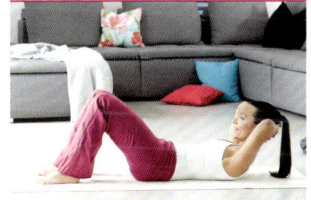

Einatmen   Ausatmen

S.22 Langbein-Crunch

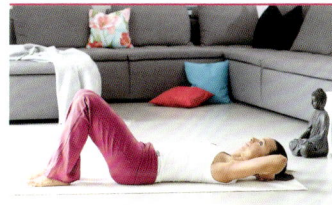   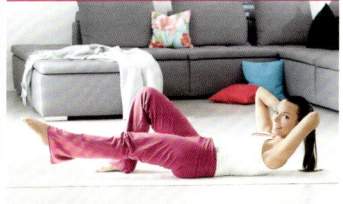

Einatmen   Ausatmen

S.65 Hebebrücke

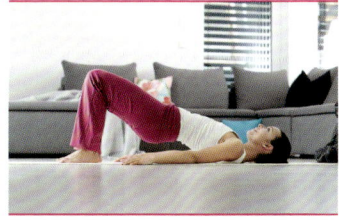   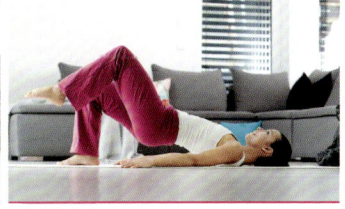

Einatmen   Ausatmen

S.67 Unterer Beinhub

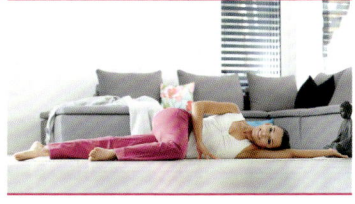

Einatmen   Ausatmen

S.39 Faule Windung

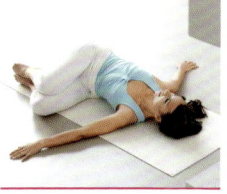

Fließend atmen

7. Spielplatz

S.66 Oberer Beinhub

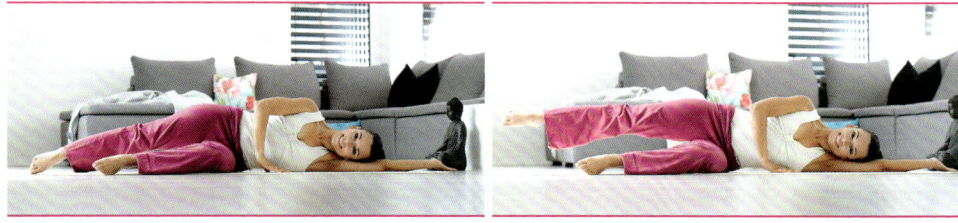

Einatmen   Ausatmen

S.40 Fersensitz   S.89 Mini-Liegestütz

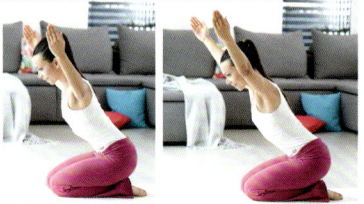   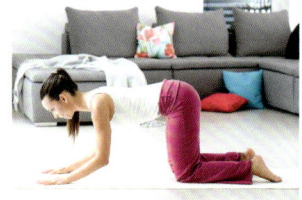   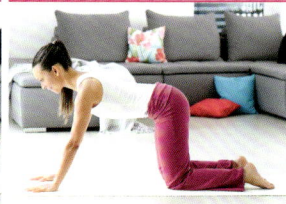

Einatmen   Ausatmen   Einatmen   Ausatmen

S.45 Umgekehrte Banane

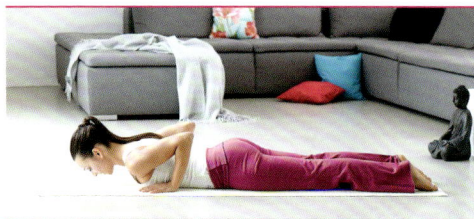

Einatmen   Ausatmen

S.43 Wippe

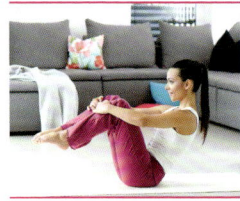   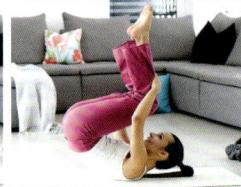

Einatmen   Ausatmen

5-Minuten-Programme für Fortgeschrittene

1. Kraftakt

S.17 Iliodehnung

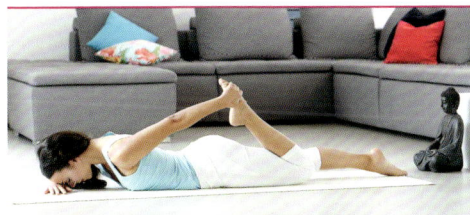

Fließend atmen

S.77 Pferdefuß

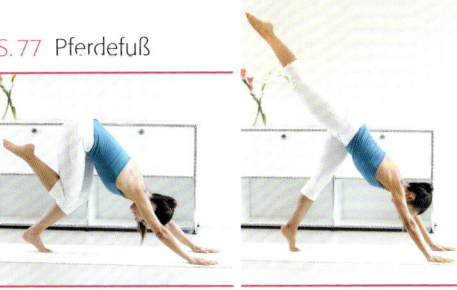

Einatmen   Ausatmen

S.54 Schiebetür

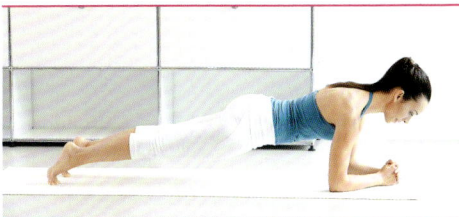

Einatmen   Ausatmen

S.52 Der neugierige Schwan

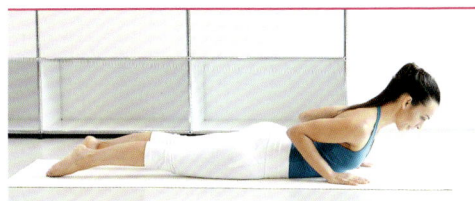

Einatmen   Ausatmen

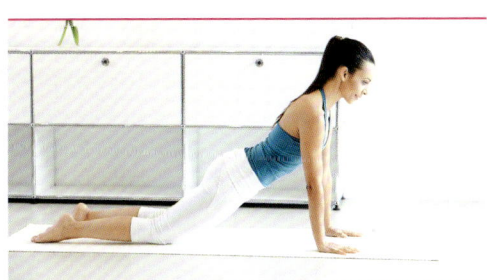

S.49 Säge

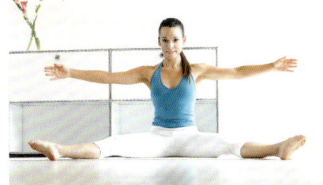 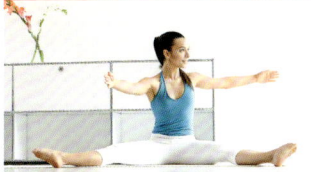 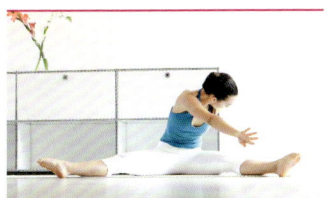

Einatmen   Ausatmen   Weiter ausatmen

2. Balanceakt

S. 29 Flaschenzug

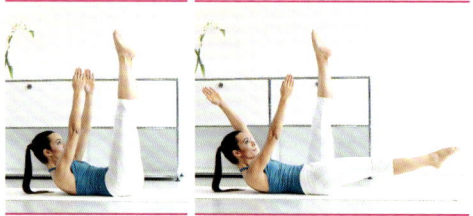

Einatmen   Ausatmen

S. 26 Abrollen in der Warteschleife

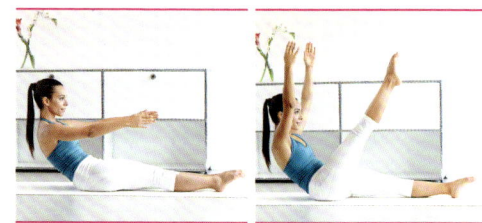

Einatmen   Ausatmen

S. 98 Schranke

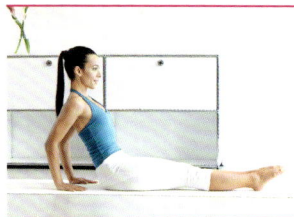
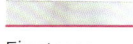
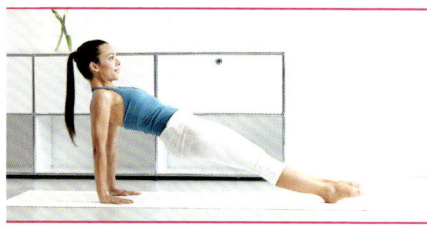

Einatmen   Ausatmen

S. 27 Wackelteaser

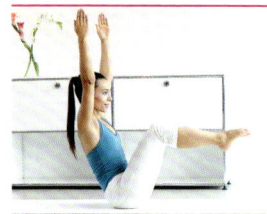

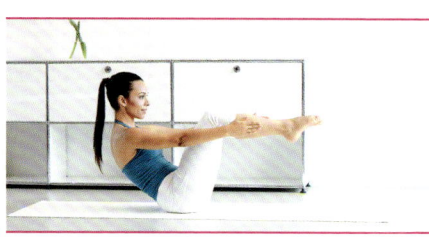

Einatmen   Ausatmen

S. 17 Freudenstreckung

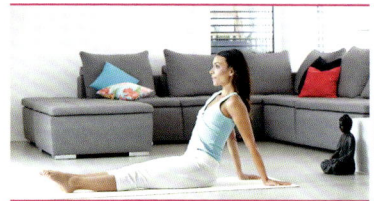
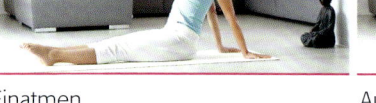
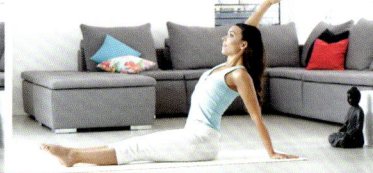

Einatmen   Ausatmen

3. Von unten bis oben

S.60 Hüftgelenksbegrüßung

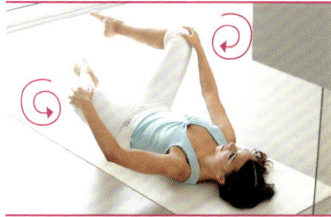

Fließend atmen

S.82 Schulterbegrüßung

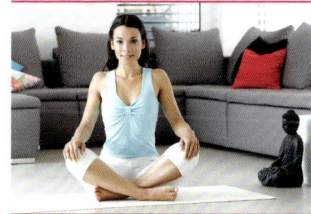

Fließend atmen

S.92 Seitstütz

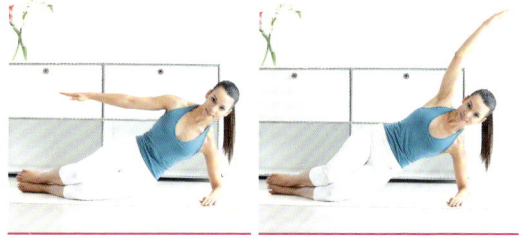

Einatmen   Ausatmen

S.99 Armkreise

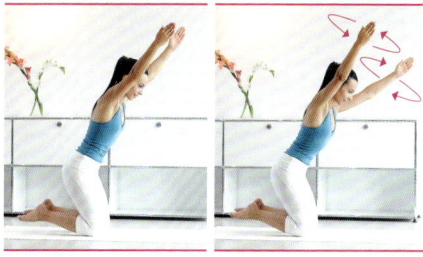

Einatmen   Ausatmen

S.75 Waage

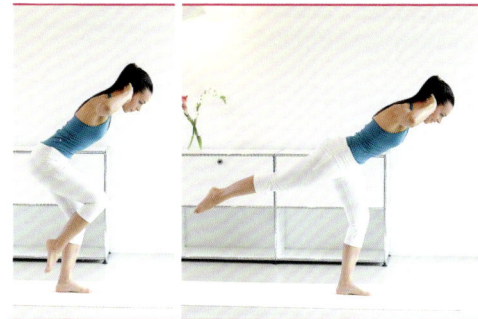

Einatmen   Ausatmen

S.74 Puppe

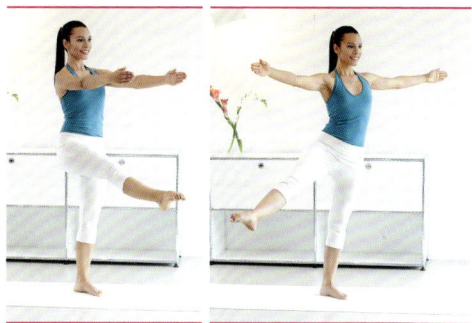

Einatmen   Ausatmen

4. Gut gestützt (ist halb gewonnen)

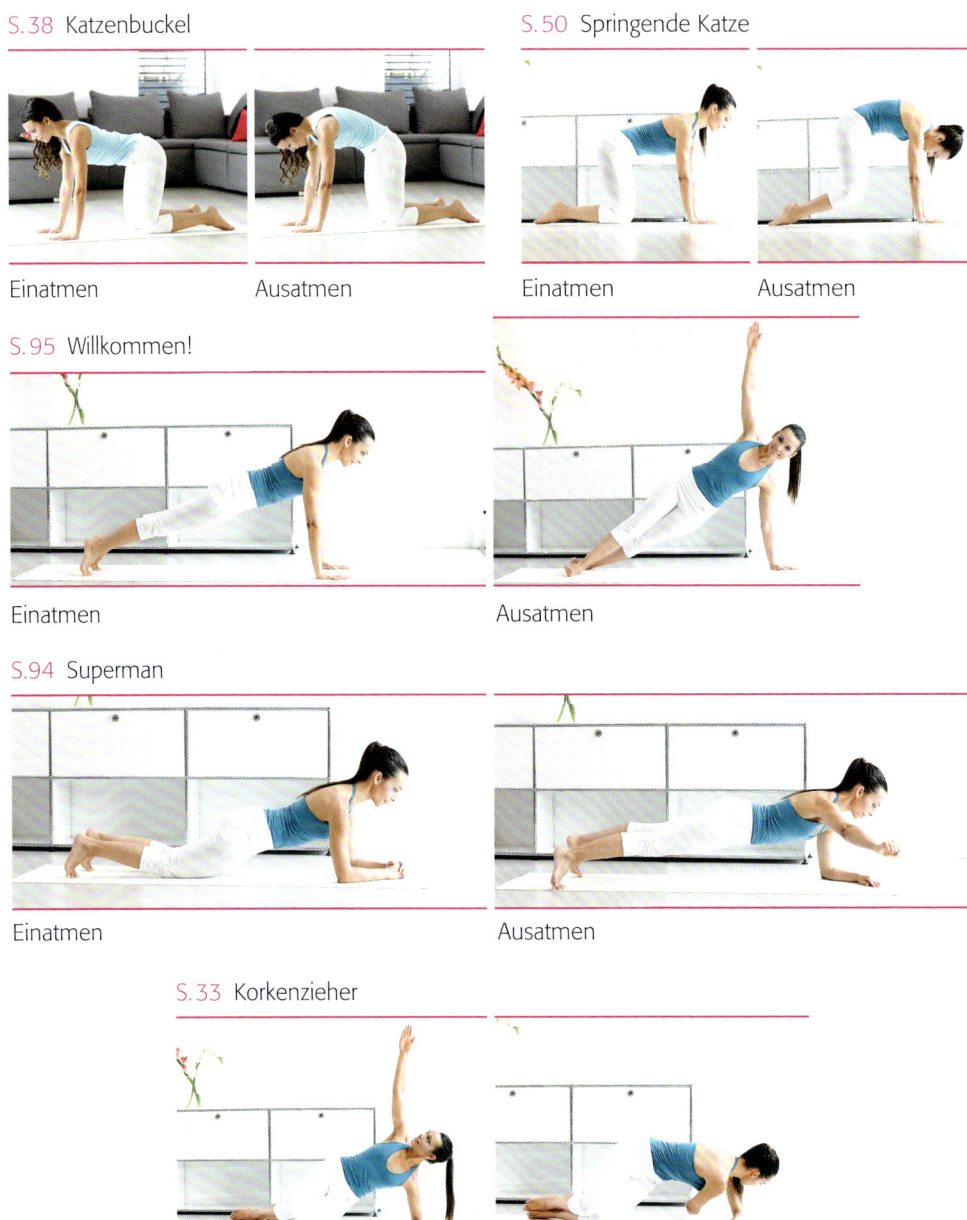

S.38 Katzenbuckel

Einatmen   Ausatmen

S.50 Springende Katze

Einatmen   Ausatmen

S.95 Willkommen!

Einatmen   Ausatmen

S.94 Superman

Einatmen   Ausatmen

S.33 Korkenzieher

Einatmen   Ausatmen

5. Flexibel bleiben

S. 38 Genuss-Streckung

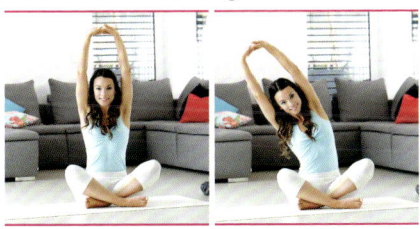

Einatmen   Ausatmen

S. 48 Schunkelnde Meerjungfrau

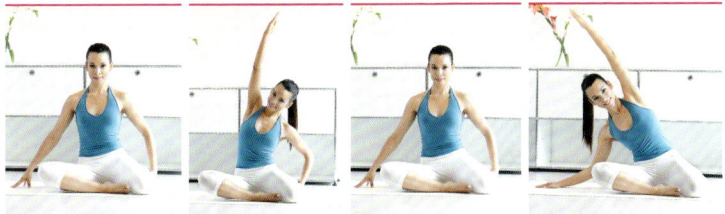

Einatmen   Ausatmen   Einatmen   Ausatmen

S. 28 Aufrollen für StreberInnen

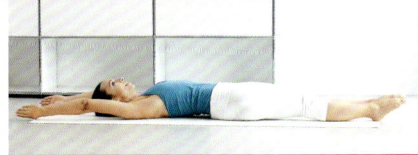 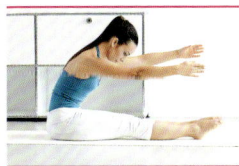 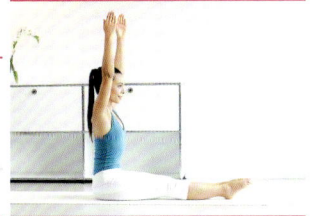

Einatmen   Ausatmen   Einatmen

S. 32 Klappmesser

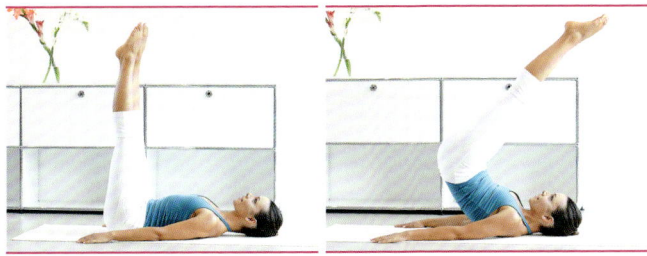

Einatmen   Ausatmen

6. Wandertag

S. 55 Affentanz

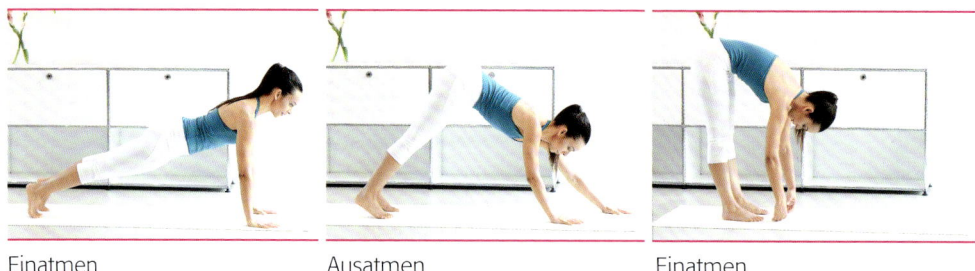

Einatmen   Ausatmen   Einatmen

S. 76 BergsteigerIn

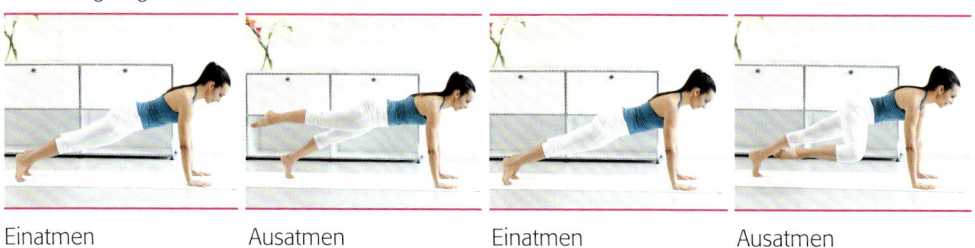

Einatmen   Ausatmen   Einatmen   Ausatmen

S. 53 Bogen

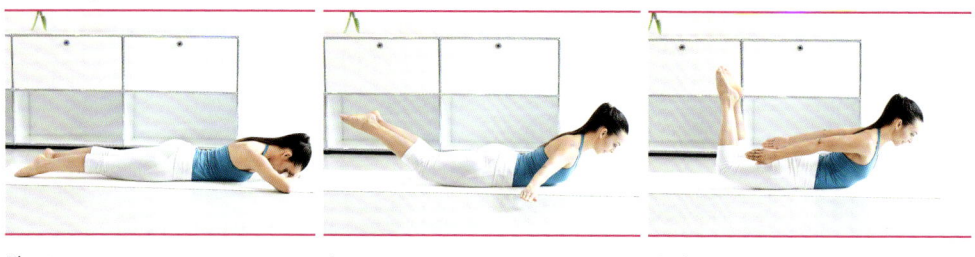

Einatmen   Ausatmen   Weiter ausatmen

7. Olympiade

S.73 Fersenhub

S.71 Aufzug

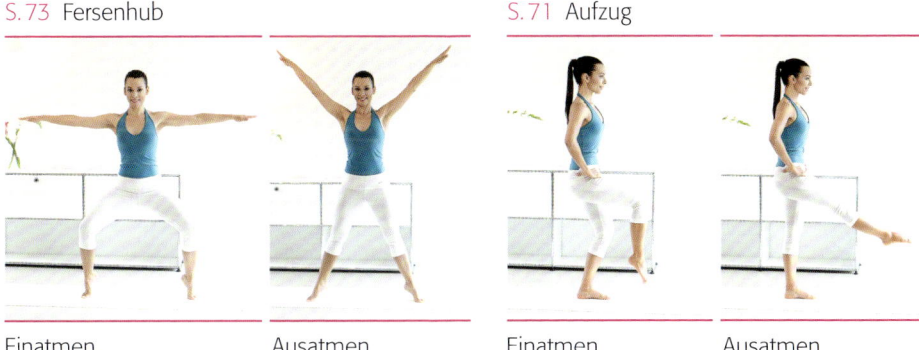

Einatmen   Ausatmen

Einatmen   Ausatmen

S.51 Profischwimmerln

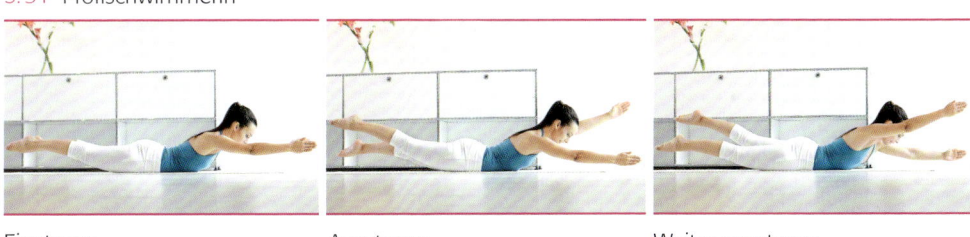

Einatmen   Ausatmen   Weiter ausatmen

S.31 Doppelbein-Dehnung

S.61 Käfer

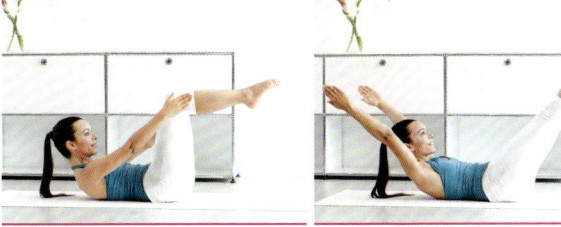

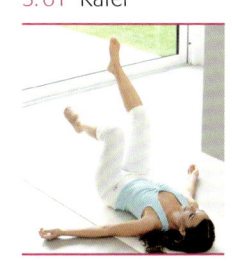

Einatmen   Ausatmen

Fließend atmen

Übungsverzeichnis

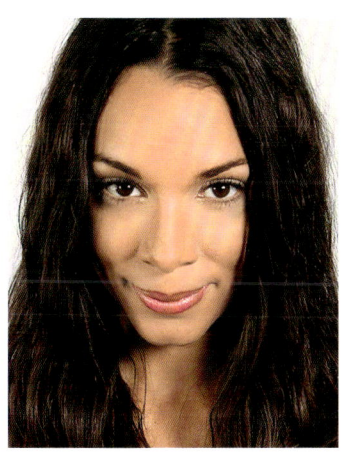

Über die Autorin

Amiena Zylla – eine Person wie ihr Name: von A bis Z. Amiena arbeitet seit mehr als 20 Jahren als Pilates- und Yogacoach, modelt und tanzt beruflich und schreibt Bücher. Dabei verliert sie nie ihre gute Laune. Sehen kann man Amiena auf dem YouTube-Kanal »Happy And Fit«, ihre Kurse belegen unter www.amienazylla.com.

Danksagung

Amiena möchte danke sagen: Danke an meine Schwägerin Gesa Füßle für die textende Unterstützung. Danke an Dolly von www.dollys-world-of-make-up.com für das tolle Make-up. Danke an meine Mama – für alles. Danke an meine Schwester, einfach so. Und nicht zuletzt danke an meinen Mann, der sowieso der Beste ist.

Impressum

Bibliografische Information der Deutschen Nationalbibliothek

Die Deutsche Nationalbibliothek verzeichnet diese Publikation in der Deutschen National-bibliografie; detaillierte bibliografische Daten sind im Internet über http://dnb.d-nb.de abrufbar.

BLV Buchverlag
GmbH & Co. KG

80797 München

© 2014 BLV Buchverlag GmbH & Co. KG, München

Bildnachweis

Alle Fotos von Ulli Seer, außer: S. 127 A. Zylla
Grafik S. 11: Jörg Mair, München

Umschlaggestaltung: Kochan & Partner, München
Umschlagfotos: Ulli Seer

Lektorat: Stella Rahn
Herstellung: Ruth Bost
Layoutkonzept Innenteil: Kochan & Partner, München
DTP: Satz+Layout Fruth GmbH, München

Gedruckt auf chlorfrei gebleichtem Papier

Printed in Germany
ISBN 978-3-8354-1255-2

Hinweis

Das vorliegende Buch wurde sorgfältig erar-beitet. Dennoch erfolgen alle Angaben ohne Gewähr. Weder Autorin noch Verlag können für eventuelle Nachteile oder Schäden, die aus den im Buch vorgestellten Informationen resultieren, eine Haftung übernehmen.

Entspannen und loslassen

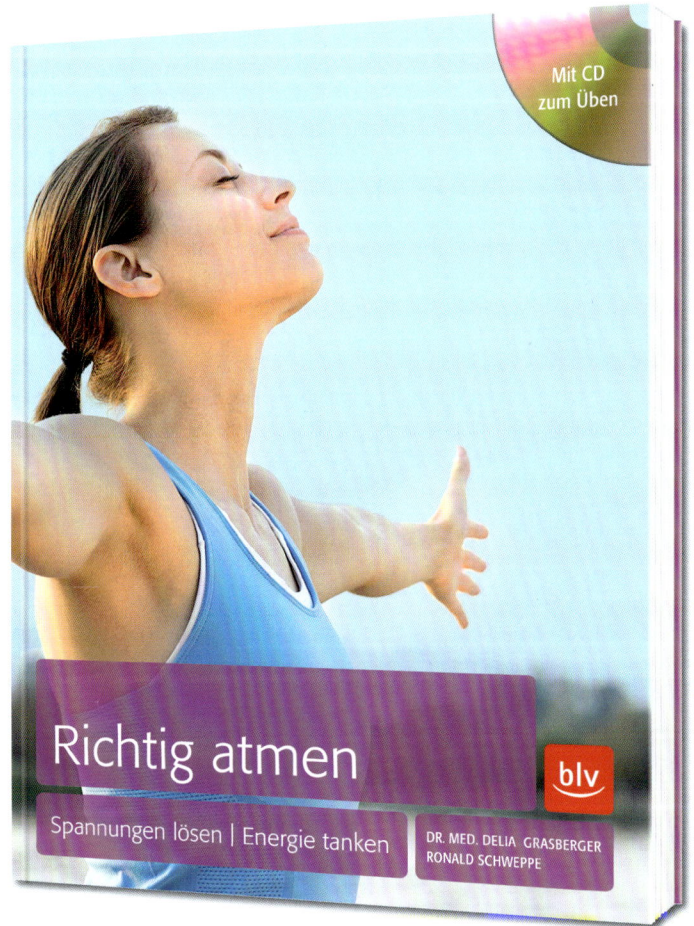

Delia Grasberger/Ronald Schweppe
Richtig Atmen
Gelassenheit finden, Stress abbauen, den Atem wieder frei fließen lassen:
einfache Übungen, die überall ausgeführt werden können · Atemmeditation,
Tief- und Wechselatmung, Vokal-Vibrationen, Fantasiereise, 2-Minuten-
Entspannung und mehr · Mit Übungs-CD (Spieldauer: rund 50 Minuten).
ISBN 978-3-8354-1038-1